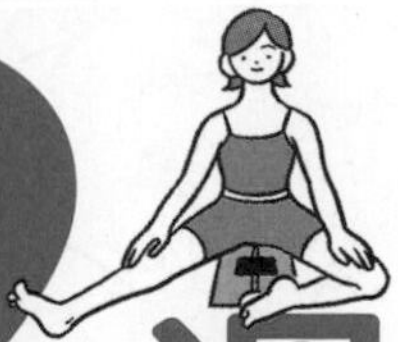

52週身體修復練習

以黃金比例打造 動靜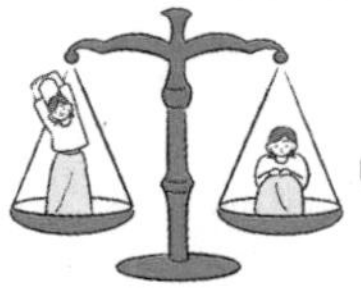平衡 \的漢方健康計畫/

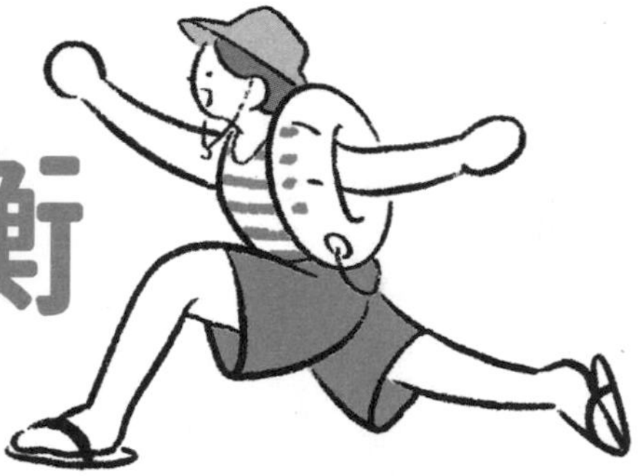

資深漢方醫學專家
鈴木知世＼作者　林巍翰＼譯者

前言

大家知道，該怎麼做才能維持良好的身體狀態度過每一天嗎？說起來並不困難，只要做到「好好活動、好好放鬆、好好工作、好好玩耍」，就能過著精神飽滿的生活。

但有不少人可能會以為，所謂的「好好」，就意味「要盡可能的多」，但這其實是個誤會。

「好好」應該理解為「剛剛好、有節度」才對。

漢方醫學中使用「中庸」一詞，來闡述對於任何事情都應該「重視平衡」的道理。工作過度、運動過量、吃太多、睡太久……等，這些無視平衡的行為，都會對我們的身心帶來不好的影響。正如「過猶不及」這句成語所強調的，取得事物的平衡，對每個人來說都很重要。

或許有人會認為，「中庸」是否就是對所有的事物或行動，都取一個中間值，也就是

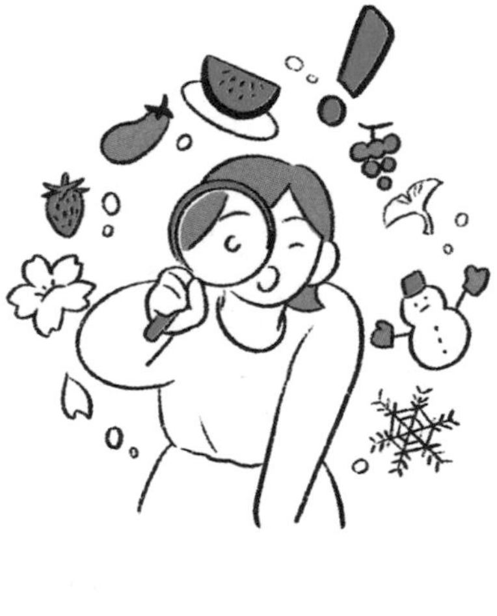

一半的意思呢？

其實這種認知也是有問題的。

中國哲學（或稱「東方哲學」）是漢方醫學的基礎，**該哲學認為，「剛剛好」會隨著季節、月份、時間和情境等不同而有所改變**。

因為人類的身體，也會隨著季節、月份、時間和環境等各種狀況出現變化，所以我們得隨著狀態的變化，找出與之相對的「剛剛好」。

我是一位漢方醫學的研究人員，在一間每年有超過三千位病患前來就診的針灸診所擔任院長。

想要治療效果良好，當然身心狀態必須一起調整。我會提供患者在生活中可以改善體質、維持健康的方法，並且和他們一起討論，如何判斷「中庸」，什麼程度的實踐才是「剛剛好」。

本書是基於漢方醫學的理論，以及我平常和患者交流的內容，**聚焦於如何讓身體在「活動」和「休息」之間取得平衡，提供根據四季、十二個月份，以及每週的合適方式，來度過日常生活**。

現在是個只要上網搜尋，幾乎就能找到想要獲取的資訊的時代。尤其是健康訊息，在網路上更是唾手可得。善用這些資訊，就能讓自己過充滿活力的生活。

然而，現實似乎並非如此。如今三、四十歲的日本人，有不少正為頭痛、肩頸僵硬、腰痛、生理痛、經期不順以及失眠等健康問題所苦。

為何在資訊如此發達的時代，還會出現這樣的問題呢？

首先，我認為正因為網路上的資訊過於氾濫，許多人反而因此找不到真正符合自己所需要的健康法。

另外，從重視順應季節和時間養生的漢方醫學觀點來看，**某些乍看之下很不錯的健康法，當人們付諸行動實踐時，卻沒有搭配相對適合的季節或時期。**

可以說，現今生活在西方文明中的日本人，絕大多數並不了解漢方醫學裡所蘊藏的智慧。

根據我個人在中國廣東省綜合醫院的工作經驗和中醫老師的教導，以及親身接觸許多健康者的生活習慣，讓我深刻體會到，只要能活用漢方醫學的智慧，就能過健康又有元氣的生活。

漢方醫學源於中國，其醫學理念已深植於中國人民心中。當人們身體不適時，他們通常會先看中醫（如：針灸、吃中藥），而不是立刻到西醫醫院就診。

我觀察到這種情況後，**決定把自己在學習漢方醫學過程中所獲得的知識，以及改善身體不適的各種方法**，透過提筆為文著作成書的方式，與大家分享。

在第一章，我會先說明為什麼取得身體「活動」與「休息」之間的平衡如此重要，以及季節變化會對人體帶來什麼樣的影響，這些想法建構了本書的核心理念，各位可以使用「自我診斷清單」來確認自己的體質屬性。

從第二章到第五章，將依照四季和十二個月份，詳細說明人體在不同時期時的狀態，接著再以週為單位，介紹我建議的身體「活動」和「休息」習慣。

若本書能讓各位了解該怎麼做才能過得健康有活力，則屬甚幸。

本書的使用方法

1

「季節」這個部分，可以看到每個季節都有與身體狀態相搭配的主題。我會說明氣候變化如何影響身體，然後提供如何度過該季的方法，以及身體該如何活動和休息。

2

「月份」這個部分，能立刻掌握該月身體在活動及休息的最佳平衡之道，了解在實踐平衡時應留意的關鍵點，以及該月要特別注意的事。

3

逐週推薦適合執行上述*1*和*2*提到的生活方式，說明身體「活動」和「休息」的習慣。
讀者們可以在了解*1*和*2*說明的主題及動靜平衡後，將該週要注意的健康習慣融入生活中。
除了運動、肌力與耐力訓練、睡眠外，還有伸展操、穴位按摩、飲食等。請大家配合當下的身體狀況，盡可能在適當的範圍內，以輕鬆愉悅的心情長期堅持下去。如果你喜歡某個習慣，也可以在該週之後繼續執行。

重要的是，每天都要注意自己身體的狀況和需求。
讓我們開始養成正確的「活動習慣」和「休息習慣」，
使自己一直保持在最佳狀態吧！

1

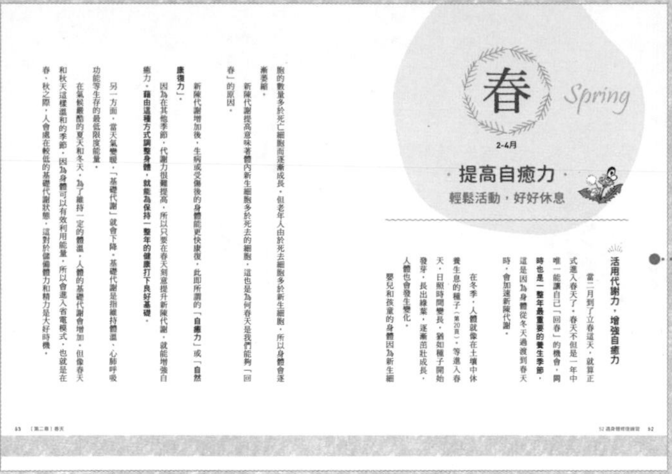
春 Spring

2-4月

提高自癒力

輕鬆活動，好好休息

活用代謝力，增強自癒力

當二月到了立春這天，就算正式進入春天了。春天不但是一年中唯一能讓自己「回春」的機會，同時也是一整年最重要的養生季節。這是因為身體從冬天過渡到春天時，會加速新陳代謝。

在冬季，人體就像在土壤中休養生息的種子（第20頁），等進入春天，日照時間變長，猶如種子開始發芽，長出綠葉，逐漸茁壯成長，人體也會發生變化。

嬰兒和孩童的身體因為新生細胞的數量多於死亡細胞而逐漸成長，但老年人由於死去細胞多於新生細胞，所以身體會逐漸萎縮。

新陳代謝提高意味著體內新生細胞多於死去的細胞，這也是為何春天是我們能夠「回春」的原因。

新陳代謝增加後，生病或受傷後的身體能更快康復，此即所謂的「自癒力」或「自然康復力」。

因為在其他季節，代謝力很難提高，所以只要在春天刻意提升新陳代謝，就能增強自癒力，藉由這種方式調整身體，就能為保持一整年的健康打下良好基礎。

另一方面，當天氣變暖，「基礎代謝」就會下降。基礎代謝是指維持體溫、心肺呼吸功能等生存的最低限度能量。

在氣候嚴酷的夏天和冬天，為了維持一定的體溫，人體的基礎代謝會增加，但像春天和秋天這樣溫和的季節，因為身體可以有效利用能量，所以會進入省電模式，也就是在春、秋之際，人會處在較低的基礎代謝狀態，這對於儲備體力和精力是大好時機。

2

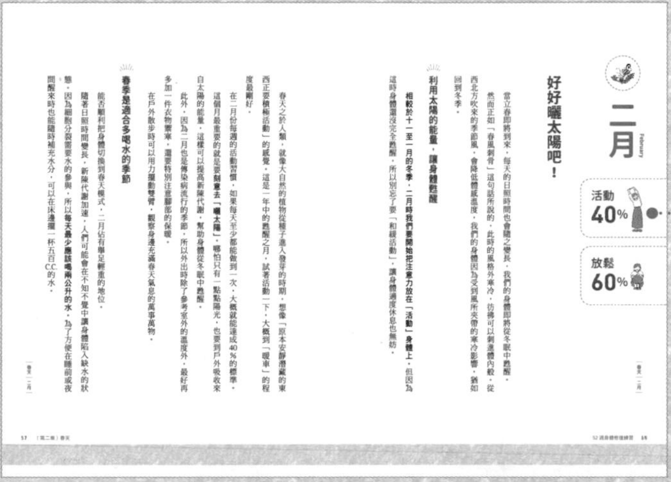
二月 February

好好曬太陽吧！

活動 40%

放鬆 60%

當立春即將到來，每天的日照時間也會隨之變長，我們的身體即將從冬眠中甦醒。

然而正如「春風刺骨」這句話所說的，此時的風格外寒冷，彷彿可以刺進體內般，從西北方吹來的季節風，會降低體感溫度，我們的身體因為受到風所夾帶的寒冷影響，猶如回到冬季。

利用太陽的能量，讓身體甦醒

相較於十一至一月的冬季，二月時我們要開始把注意力放在「活動」身體上，但因為這時身體還沒完全甦醒，所以別忘了要「和緩活動」，讓身體適度休息也無妨。

春天之於人類，就像大自然的植物從種子進入發芽的時期，想像「原本安靜潛藏的東西正要積極活動」的感覺，這是一年中的甦醒之月，試著活動一下，大概到「暖車」的程度最剛好。

在二月份每週的活動習慣，如果每天至少都能做到一次，大概就能達成40％的標準。

這個月最重要的就是要刻意去「曬太陽」，哪怕只有一點點陽光，也要到戶外吸收來自太陽的能量，這樣可以提高新陳代謝，幫助身體從冬眠中甦醒。

此外，因為二月也是傳染病流行的季節，所以外出時除了參考室外的溫度外，最好再多加一件衣物禦寒，還要特別注意腳部的保暖。

在戶外散步時可以用力擺動雙臂，觀察身邊充滿春天氣息的萬事萬物。

春季是適合多喝水的季節

能否順利把身體切換到春天模式，二月佔有舉足輕重的地位。

隨著日照時間變長，新陳代謝加速，人們可能會在不知不覺中讓身體陷入缺水的狀態，因為細胞分裂需要水的參與，所以每天最少應該喝兩公升的水，為了方便在睡前或夜間醒來時也能隨時補充水分，可以在床邊擺一杯五百C.C.的水。

3

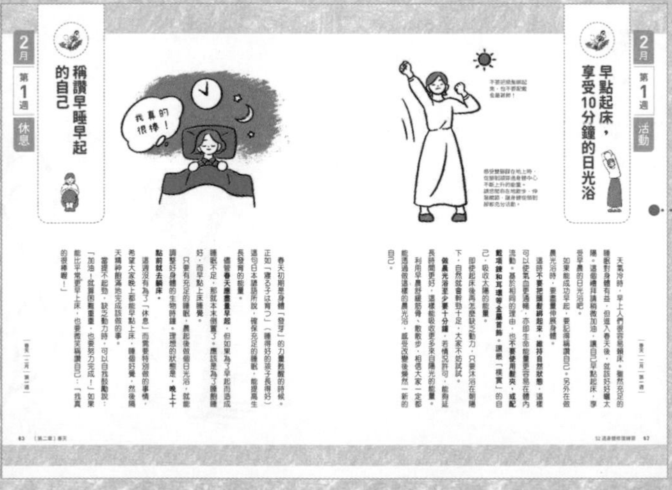
2月 第1週 活動

早點起床，享受10分鐘的日光浴

天氣冷時，早上人們很容易賴床，雖然充足的睡眠對身體有益，但進入春天後，就該好好曬太陽，這個禮拜請稍微加油，讓自己早點起床，享受早晨的日光浴吧。

如果能成功早起，要記得稱讚自己。另外在做晨光浴時，要盡量伸展身體。

這時不要把頭髮綁起來，維持自然狀態，這樣可以使氣血更通暢，亦即生命能量更容易在體內流動。基於相同的理由，也不要使用髮夾，或配戴項鍊和耳環等金屬首飾，讓最「樸實」的自己，吸收太陽的能量。

即使起床後再怎麼缺乏動力，只要沐浴在朝陽下，自然就會幹勁十足，大家不妨試試。

做晨光浴至少要十分鐘，若情況許可，能夠延長時間更好，這樣能吸收更多來自陽光的能量。

利用早晨舒緩筋骨、散散步，相信大家一定都能透過做這樣的晨光浴，感受改變後煥然一新的自己。

2月 第1週 休息

稱讚早睡早起的自己

春天初期是身體「發芽」的力量甦醒的時候。正如「寝る子は育つ」（睡得好的孩子長得好）這句日本諺語所說，確保充足的睡眠，能提高生長發育的能量。

儘管春天應盡量早起，但如果為了早起而造成睡眠不足，那就本末倒置了，應該是為了睡飽睡好，而早點上床睡覺。

只要有充足的睡眠，晨起後做個日光浴，就能調整好身體的生物時鐘，理想的狀態是，晚上十點前就去躺床。

這週沒有為了「休息」而需要特別做的事情，希望大家晚上都能早點上床，睡個好覺，然後隔天精神飽滿地完成該做的事。

當提不起勁、缺乏動力時，可以自我鼓勵說：「加油！就算困難重重，也要努力完成！」如果能比平常更早上床，也要微笑稱讚自己：「我真的很棒喔！」

◆ 前言……004
◆ 本書的使用方法……008

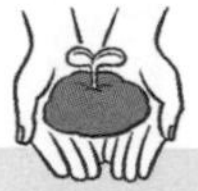

〔第一章〕打造神清氣爽的身體

❶ 健康的身體源於「活動」與「休息」之間的平衡……016
❷ 一次搞懂漢方醫學……021
❸ 六種體質的活動和休息法……036

〔第二章〕春天 增強自癒力：和緩活動，好好休息

◆ 活用代謝力，增強自癒力……052
◆ 春宜養「肝」，避免緊張焦慮……054

二月 活動 40% 休息 60% 好好曬太陽吧！……056

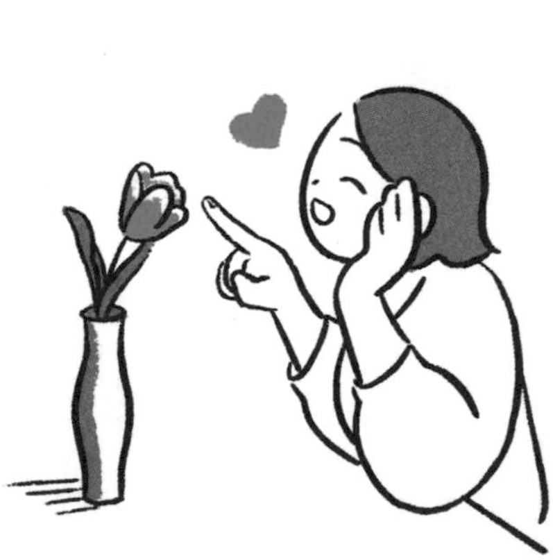

目錄

三月 活動50% 休息50% 遠離強風，注意溫差……070

四月 活動60% 休息40% 延續春天的生活方式，準備迎接夏天的來臨……084

〔第三章〕夏天 調整心理狀態：多多活動，好好放鬆

◆越熱越容易累！改善「夏日疲勞症候群」……100

◆運動＋曬太陽，儲存「績優骨」……102

◆炎夏容易造成低血壓……103

◆充分咀嚼能穩定自律神經……104

五月 活動70% 休息30% 留意「臉」上出現的問題，好好保養身體……108

六月 活動70% 休息30% 多流汗，就是打開身體的除濕機……122

七月 活動80% 休息20% 七月懶得動，秋冬嘗苦果……134
長夏 放慢活動，好好放鬆……146
八月 活動50% 休息50% 強化下半身的運動，促進體內循環……150

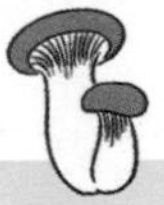

〔第四章〕秋天 提升免疫力：放慢生活步調，好好放鬆

◆ 肺臟好，免疫力就好……164
◆ 代謝變慢，不適合減重……166
◆ 多自我鼓勵，遠離季節性憂鬱……167
九月 活動40% 休息60% 消除夏天和長夏積累的疲勞……168
十月 活動30% 休息70% 多吃辛辣食物調整身體……182

〔第五章〕冬天 蓄積生命力：緩緩活動，多多休養生息

◆蓄積生命力，避免腎受寒……196

◆瞭解腎臟發出的警訊……197

◆睡覺也能瘦！……198

十一月 活動30% 休息70% 維持體力，為即將到來的嚴寒做好準備……200

十二月 活動20% 休息80% 日落就要休息……214

一月 活動20% 休息80% 持續執行「週計畫」，讓健康成為習慣……226

◆結語……242

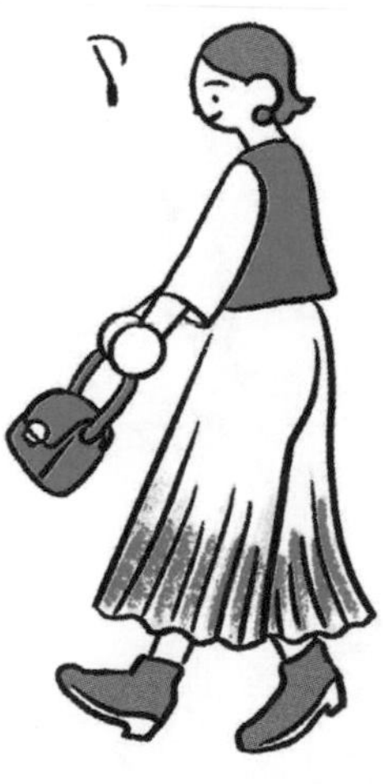

\ 購書者限定小禮物 /

本書準備了一張列出本書

有關每一個季節、月份和星期，

對身體有益的生活方式。

只要讀者將之列印出來，

就能隨時做確認囉。

請掃下面的二維碼下載表格，

並善加利用吧！

https://d21.co.jp/special/moverest

用戶名稱：discover2878

密碼：moverest

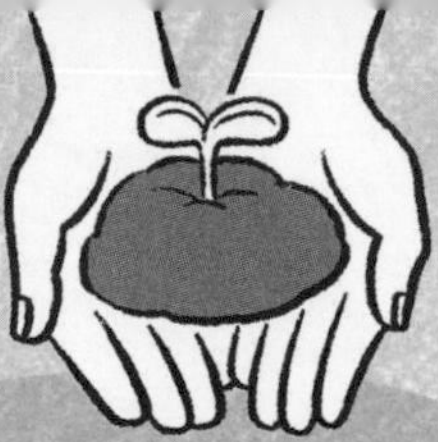

·第一章·

打造神清氣爽的身體

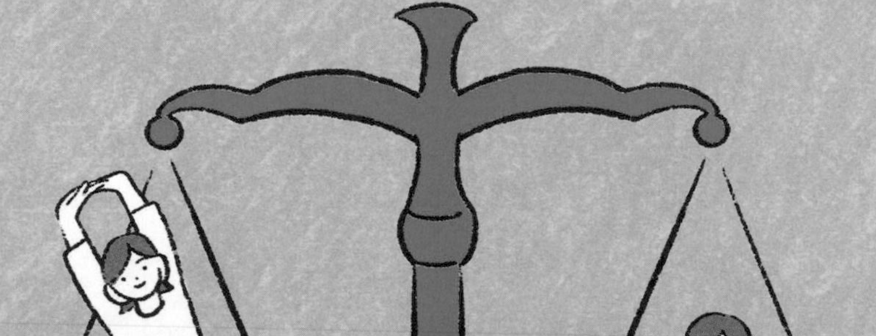

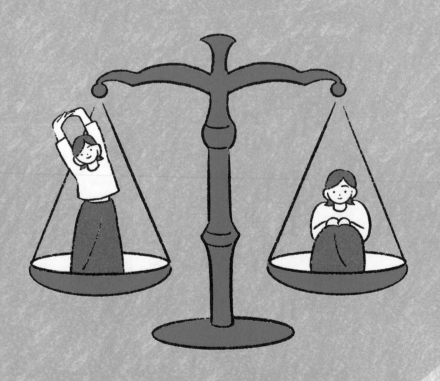

健康的身體源於「活動」與「休息」之間的平衡

不知道大家是否有身體狀況不太好，覺得身體沉重，或有些疲倦的經驗呢？雖然情況還沒有嚴重到要去看醫生，但總覺得身體不太舒服，或許有些人更一直為這種「症頭」所苦。

如今，我們生活在一個極易疲憊的時代。當我們忙於應付工作、家事及育兒等例行事務時，不免會感到緊繃與疲累。另一方面，在快節奏的日常生活中，需要不斷迎接新的挑戰，做大量的決定，也會讓我們耗盡精力。

另外，現代其實是人類史上最過度使用「眼睛」的時代。長時間用眼容易讓頭腦感到疲勞，思緒不清，注意力無法集中，身體的活動效率自然也會變差。

那麼，我們該怎麼做才能讓身體一直保持在健康的良好狀態呢？

漢方醫學認為，**只要身體能與自然節律互相協調，就能保持健康**。透過觀察日出、日落、氣候等，找出規律和節奏，就可以利用自然的力量，或是預防不利的影響，進而調整身體的狀態。換句話說，只要配合季節和氣候過生活，就能打造健康的身體。

本書的內容重點放在要如何配合季節的節律來調整生活，掌握讓身體「活動」及「休息」的方式。

養成活動和休息的習慣

可能有不少人一聽到活動身體，就會聯想到「做運動」；提到休息，就認為是「什麼也不做」或「睡覺」。其實這樣理解並沒有問題。

但我想請問各位，目前你是處於「活動」還是「休息」狀態呢？大家的答案應該會是「我正在讀這本書」吧。所以，除了睡覺之外，我們大部分的時間，可能既不是在活動也不是在休息。

請大家回想一下，昨天你是怎麼過的呢？相信「做運動」和「什麼也沒做」的時間，應該只佔了一天的少部分吧。

當然，有些人確實整天都在運動，或因為身體不適而躺在床上一整天。但對絕大多數的人來說，他們大部分的時間都是在沒有特別意識到自己做什麼的情況下度過。

因此，本書對於身體的「活動」和「休息」習慣，是採取更廣泛的定義，如下：

讓身體活動的習慣：運動和伸展操。透過特定的飲食內容、穴位按摩和生活方式，讓身體更容易動起來，並能精神飽滿地處理工作和家事等日常活動。

讓身體休息的習慣：睡眠和放鬆。透過特定的飲食內容、穴位按摩以及生活方式，讓情緒穩定，緩解身體的毛病。

活動絕非只是從事劇烈運動，而放鬆也不只是去睡覺或無所事事。**若想打造健康的身體，應該從日常生活中的飲食、簡單的伸展操以及穴位按摩等處多下點功夫做起。**

身體要順應四季的節奏

漢方醫學認為，只要人們能配合不同季節調整「活動」和「休息」之間的比例，就能獲得健康，而且每個時節都有最合適的平衡法則。

在古代中國與以其為代表的東方，人們巧妙運用太陽、風和雨等自然界所產生的影響，發展出農耕文明，並分析生物在四季裡不同的生命活動特徵，歸納出自然規律的特色，即**春溫**、**夏熱**、**秋涼**、**冬寒**，**此為「四氣」**。

四氣也能套用在人身上。在兩千多年前編寫的《黃帝內經》「四氣調神大論篇」中提到，身體與天地萬物的運行規律一樣，四氣的「春夏秋冬」可分別對應人體的「生長收藏」。

本書在夏、秋之間的時期，加入漢方醫學裡的第五個季節「長夏」，並在「二十四節氣（根據太陽的運行，把一年分成二十四等分的曆法）」的基礎上，把二至四月視為春天，五至七月為夏天，八月是長夏，九至十月為秋天，十一至一月為冬天。每個季節的特性經整理後，如下頁圖表所示，是本書所提到的季節循環。

透過這張表我們可以了解，**身體狀態會隨著季節的特性產生連動，進而發生變化**。詳細的內容會在第二章做說明，在這裡希望大家先知道，除了「生長收藏」的特色外，包括「日照時間」和「氣候（氣溫、濕度以及風速等）」也在季節變化中扮演重要的角色。

「日照時間」和「氣候」的變化會影響人體的「新陳代謝」及「基礎代謝」。「新陳代謝」是指舊細胞死亡，新細胞生成的過程。「基礎代謝」是指維持體溫、心肺呼吸等生存所需的最低能量。不同變化的組合，會影響身體該做多少活動或休息。

另外，漢方醫學的「五行論」（第27、28頁）認為，季節和人體的各個部位有密切關連。換句話說，不同季節和與之有關的身體部位各異，為了打造健康的身體，就得採取不同的應對行動。

各個季節的特色&「活動」和「休息」的平衡

	春－生	夏－長	（長夏）	秋－收	冬－藏
月份	2-4月份	5-7月	8月	9-10月	11-1月
季節簡介	春天是萬物甦醒，植物冒出新芽的季節。積累在腳底的氣（能量）開始活動，逐漸往上方移動。	夏天是陰陽之氣交流旺盛，萬物生機勃勃的季節。 此時人類也會像花朵受粉結成果實一樣，能量全開。	長夏介於夏秋之間，是高溫多濕的雨季。 本書把八月視為長夏。	秋天是萬物開始結果的季節，也是陰的季節之始。此時的空氣乾燥而清爽。 到了秋天，動物的數量會減少，植物會枯萎，這樣的特性稱為「收」。	冬天時陰的能量達到最大值，這是萬物沉靜收斂的季節。 此時生命(力)就像一泓泉水般靜靜地休養生息。
新陳代謝	↗↗	↗	↘	↘	↘↘
基礎代謝	↘	↗	→	↘	↗
身體狀況	相較於冬天，新陳代謝開始旺盛，自我療癒力也會提升。	此時的新陳代謝和基礎代謝都高，是最適合活動筋骨的季節。	此時身體的回復力開始減弱，而且天氣炎熱會消耗更多能量，容易感到疲憊。	為了應付接下來的冬天，要開啟身體的省電模式。 秋天是最容易變胖的季節。	身體為了對抗低溫會消耗較多能量，相對也會使新陳代謝變慢，因此要好好保存能量。
活動	慢慢來	好好做	慢慢來	慢慢來	慢慢來
休息	好好做	慢慢來	好好做	慢慢來	充分休息

下一章我們將學習有關漢方醫學的基礎知識。如果你想要盡快了解具體的習慣，可以先跳過這部分，從第二章開始讀起。如果在閱讀過程中遇到不明白的地方，再回過頭來讀這個部分也可以。

一次搞懂漢方醫學

歷經數千年演變與發展的漢方醫學

漢方醫學是以東方哲學為理論基礎的醫學，而東方哲學的基礎則可以追溯至古代中國的《易經》。

東方哲學的基本概念是**「天人合一」思想**。古人因發現人體、天體和地球的存在皆遵循相似的法則，並進一步認識到天地人之間以一定的規律在活動，此一觀念最初源於觀察一根棒子的影子長度，透過觀測天體，他們掌握了月亮的盈虧和各個行星（水星、金星、火星、木星、土星）的運行規律，以此來制定曆法。早在三千五百年以前，古人就確定一年有三百六十五・二五天。他們還發現無論在播種、收成或放牧等農牧活動，都有最合適的「時間」，或者說是「機會」。此外，他們也認識到，一個人能否確切掌握「時機」，會影響農作物收成、財富累積、身體健康和壽命等諸多層面。

一旦財富積累到一定的程度，人類社會就會產生皇帝和王公貴族這樣的上層階級。這一群位高權重、擁有財富的人，為了擺脫疼痛和不安，開始追求長生不老，便促使漢方醫學的興起。

就這樣，漢方醫學在為政者的支持下，從數千年前一直不斷發展至今。

透過陰陽論理解「活動」與「休息」

前面提到，古人是透過記錄棒子所形成影子長度的日晷，發現一年中影子最短的一天是「夏至」，而影子最長的一天是「冬至」。並且意識到，**事物可以分為兩個部分：有陽光照射到的一面稱為「陽」，另一面沒有陽光照到的地方則是「陰」**，所有事物都可以分為陰和陽兩個類別，這就是所謂的「陰陽論」。

陰和陽皆無法單獨存在，這就是所謂的「陰陽依存」。此外，雖然陰陽平衡是動態的，而非一成不變地總是處在勢均力敵的五五波狀態。它們會在上限和下限的範圍內波動，這樣的變動稱為「陰陽消長」。

「陰陽依存」和「陰陽消長」不僅存在於自然事物中，也可見於人體之內。

左邊這張太極圖呈現出隨著季節變化，陰和陽的平衡也會有所改變。

地球上的萬事萬物都是由相對的陰和陽所構成，包括「活動」和「休息」，以及

依季節不同，陰陽也會發生變化

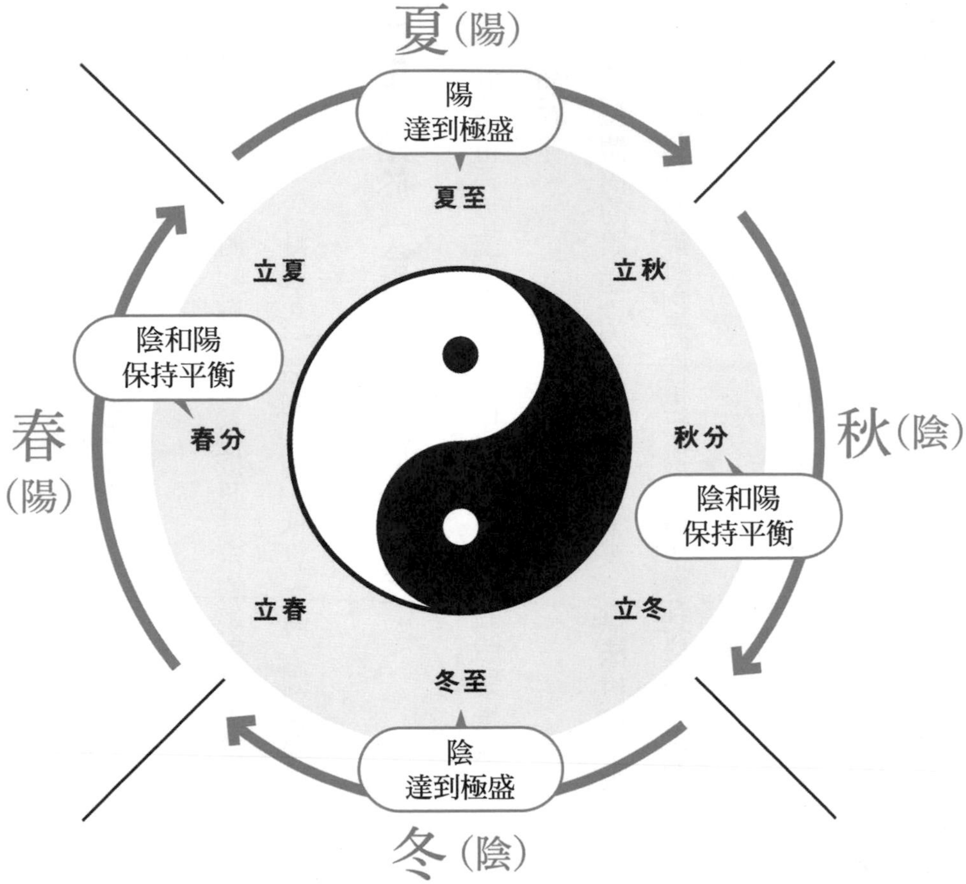

春（陽） 從立春（2月4日左右）到立夏前一天為止的三個月

夏（陽） 從立夏（5月5日左右）到立秋前一天為止的三個月

秋（陰） 從立秋（8月7日左右）到立冬前一天為止的三個月

冬（陰） 從立冬（11月7日左右）到立春前一天為止的三個月

「動」與「靜」。

此外，像白天與黑夜、天空與大地、強與弱，以及熱與冷等，也都被區分為陰和陽這兩個對立面。

陰陽在取得平衡的過程中，會按照一定的規則發生變化。「動」與「靜」也是如此。換句話說，當身體在「活動」和「休息」時，同樣要按照一定的節奏來保持平衡。

人的生命始於「全陽」，終於「全陰」

人體中也存在「陰陽」。但未出生之前的胎兒是處於「全陽」的狀態，完全沒有「陰」的存在。

還在母體內的胎兒，因為肺部充滿羊水，無法自行呼吸，而是透過臍帶從母體獲得氧氣。另外，胎兒的排泄物同樣也需透過臍帶送到母體內。在中國的觀念中，胎兒是生命力的象徵，所以視為全陽。

當嬰兒出生並進行第一次呼吸後，就開始產生「陰」了。從出生開始，陰的比例就會逐漸增加，但在幼年時，「陽」的比例仍遠超過「陰」。**人體達到陰陽平衡的最佳狀態，男性是三十二歲，女性為二十八歲**。過了這個年紀後，陰就會逐漸增加，等所有的陽都消失殆盡，成為「全陰」的狀態，就是生命的終結，即「死亡」。

因為全陽代表「出生前」，全陰代表「死亡」，所以在我們還活著的時候，陰陽必然是共存的。「全陰」和「全陽」在生物生活的這個世界上並不存在。

五臟中最先老化的是肺和腎。這是因為肺和腎負責呼吸和處理排泄物，執行這兩件事都會產生「陰」。

一旦進入三十歲，就要懂得保養肺和腎，這樣就能健康度過一生。本書主要針對三十歲至四十多歲這個年齡層的人，提供在「陰」的比例增加的情況下，如何保持理想的活動以及讓身體獲得休息的方法。

從上述說明可知，人生的孩童時期代表「陽」，老年時期代表「陰」。此外，人體的各個部位也有陰陽之分，例如上半身為陽，下半身為陰，此一概念可以參考下一頁的圖表。

「五行論」是「活動」與「休息」的指南

本書中介紹，要順應不同季節採取平衡的生活方式，此理論主要源自「五行論」。

五行論是東方哲學的核心概念，下一頁的「五行分類表」，歸結了五行論應用在漢方

任何事物的形成皆源自陰陽的平衡

陽	陰
動	靜
太陽	影子
光	闇
明	暗
晝	夜
夏	冬
剛	柔
天空	大地
男	女
兒童	老人
種子	成長
強	弱
熱	寒
末梢	中心

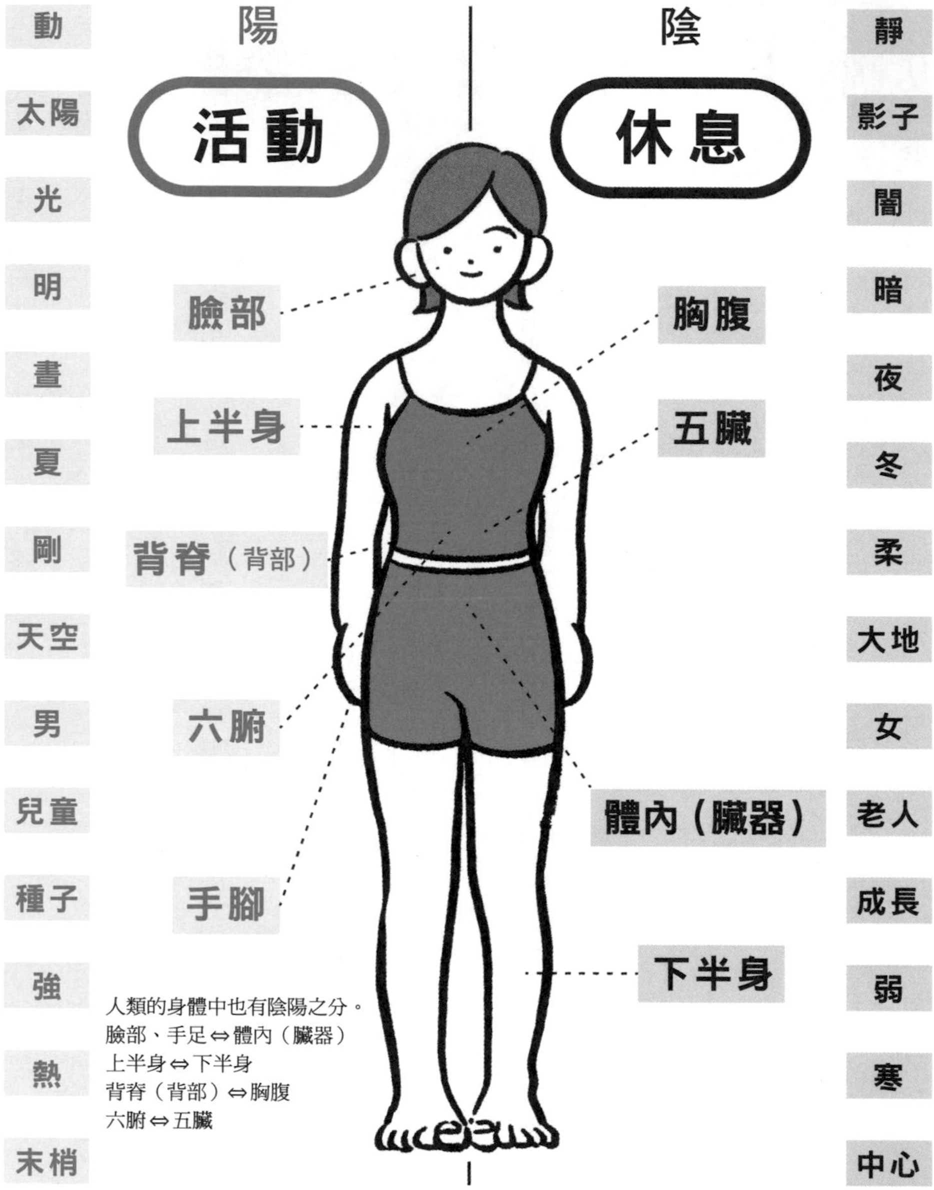

人類的身體中也有陰陽之分。
臉部、手足⇔體內（臟器）
上半身⇔下半身
背脊（背部）⇔胸腹
六腑⇔五臟

醫學中的精華。透過這個表格，能讓讀者認識季節、五臟、身體和食物之間的關係。

關於「五臟」，在第30、31頁會再做詳細的說明。

在陰陽學說中，是把萬事萬物都分成陰陽兩個部分，但透過將陰陽進一步劃分成四個部分，並加上「中央」的概念後，就形成了五行論。

五行論讓人們在分析所有事物時，可將它們分類為「金木水火土」五種性質的能量，並將其系統化。

了解五臟、身體、食物之間關連性的「五行分類表」

	五行	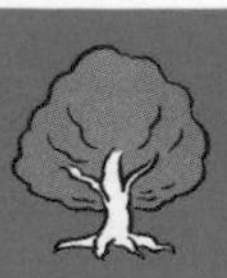 木	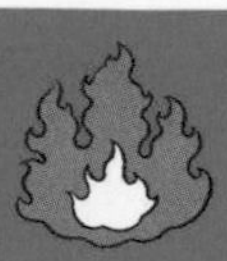 火	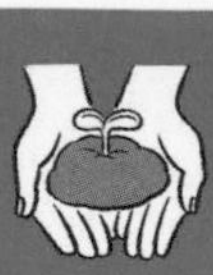 土	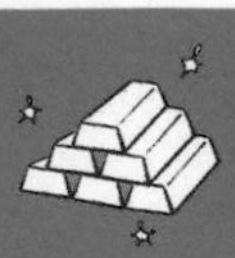 金	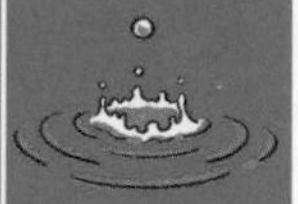 水
五行的基本	五行（季節）	春	夏	長夏	秋	冬
	五氣	風	熱	溫	燥	寒
	五色	青	赤	黃	白	黑
	五方	東	南	中央	西	北
五臟與身體的關係	五臟	肝	心	脾	肺	腎
	五腑	膽	小腸	胃	大腸	膀胱
	五主	筋	血脈	肌肉	皮毛	骨髓
	五味	酸	苦	甘	辛	鹹
	五志	怒	喜	思	悲（憂）	恐（驚）
	五官	目	舌	口（唇）	鼻	耳
	五液	淚	汗	涎	涕	唾
	五華	爪	面	唇	毛	髮
對五臟有益的食物	五果	李	杏	棗	桃	栗
	五菜	韭	薤	葵	蔥	藿
	五穀	麥	黍	稗	稻（米）	豆（大豆）
	五畜	雞	羊	牛	馬	豬

氣

身體活動時所需要的物質。
能量。

精　氣的起源

氣　充滿體內，並能引發人們活動的物質

神　統率生命活動的物質

血

血液。
※當血液溫度升高時，會導致身體產生超過正常範圍的免疫反應（即「血熱」）。

水

也稱作「津液」。
指血液之外，如淚、汗、涎、鼻水等體液。

「氣、血、水」乃身體活動之源

接下來，我想藉由漢方醫學的概念來說明人類身體的活動。

漢方醫學認為，「氣、血、水」會在人體內循環，它們不僅是人體臟腑、器官、經絡（氣的通道）能夠運作的本源，也是人體活動時不可或缺的物質。

「氣」是人體內具有活力的物質，本書有時也會稱其為「能量」。「氣」還能進一步細分為「精、氣、神」。

「血」是指血液。「水」也稱為「津液」，指的是血液以外，如眼淚、汗水、唾液、鼻涕、尿液等體液。

臟腑健康，精神就飽滿

「臟腑」是人類的生命力之源。只要臟腑健康，充滿活力，就能讓我們常保青春，並擁有良好的身體狀態。

臟腑通常是指「五臟六腑」，但在漢方醫學中，因為心臟包括了「心」和「心包（保護心臟的臟器）」兩部分，所以一般認為一共有十二個臟腑，即「六臟六腑」。

☆ **六臟：**心臟、肝臟、脾臟、肺、腎臟、心包

☆ **六腑：**小腸、膽囊、胃、大腸、膀胱、三焦

六臟六腑的存在互為表裡，兩兩成對，互相配合發揮作用。例如，心臟和小腸、肺和大腸等。如右列文字所示，相鄰的臟腑乃互為表裡存在。與心包互為表裡的腑是「三焦」。「焦」有能量的意思，是指人類擁有的三組能量，分別是上焦（心臟、肺）、中焦（脾臟、胃）和下焦（大腸、小腸、腎臟、膀胱）。三焦在體內彼此保持著平衡。

本書為了和西醫有所區隔，內容中出現的五臟皆為漢方醫學中所指涉的「心、肝、

脾、肺、腎」。例如，漢方醫學中的「肝」和西方醫學中的「肝臟」並不完全相同。「肝」涵蓋了比「肝臟」更廣泛的生理功能。肝除了能確保「氣、血、水」在體內的循環功能外，還與一個人的心理狀態有關。在本書中，「臟腑」通常和西醫裡的「內臟」有所區隔，並會進一步加以說明。

第28頁「五行分類表」的內容，就是漢方醫學對五臟的分類。

心：循環系統的總稱，包括心臟和血管。支配五臟六腑，具有調節氣和血在體內循環的功能。控制意識、思考等精神活動。

肝：能調節氣和血液的流動，儲存血液以調節全身的血液量。能把血液分配到肌肉和指甲中，以維持人體的運動功能。

脾：負責消化吸收。能將食物和飲料中的營養運送到全身。

肺：包括皮膚和呼吸器官的總稱。透過呼吸能吸收陽的能量，然後將血液和其他體液像霧氣般輸送分散至全身。

腎：儲存了人類與生俱來的能量，是生命力的根源。能調節體內的水分。

十二時辰養生法，是不同時段的理想生活型態

不知道大家是否聽過「時辰養生」呢？這是一種把二十四小時分成十二個時段，**根據六臟六腑在活躍的時段，來調養和治療身體**的養生方法。目前此法的概念也被西醫所採用，稱為「生理時鐘療法」。例如，對於肝癌患者，醫生會根據肝臟活躍的時間來選擇使用抗癌藥物。根據相關病例報告指出，這樣即使使用平常用藥的三倍劑量，患者肝臟的負擔也會較小。

左頁圖表是每個時辰六臟六腑的活躍情況與相應的生活節律，如果可以按照這樣的生活方式，不僅能減輕臟腑的負擔，還能進一步達到活化身體的效果。

舉例來說，早上七點至九點是胃經活躍的時段，如果在這個時段吃早餐，最易消化，吸收也最好。從九點開始是走脾經，因為脾臟具有把能量分配到身體各處的功能，所以這個時段工作效率最高。

通常，如果一個人晚上於就寢時間難以入睡，或是會在特定時間醒來，這可能是某個與症狀對應的臟腑出了問題。例如，常在凌晨三、四點醒來，可能代表肺能量不足；如果因感到身體不適而醒來，則可能是因為體內能量受阻，出現停滯（關於時辰養生，詳細說明請參考拙著《女孩的季節變換調整體質養生書》第四章的內容）。

注意時間過生活，能讓臟腑更健康

十二時辰	時刻	活躍的六臟六腑	建議的生活方式
子時	23–1 時	膽囊	為了增強決斷力，應該充分休息，上床好好睡一覺。
丑時	1–3 時	肝	為了減輕壓力，以及保護眼睛和肌肉的健康，睡眠非常重要。丑時是具有明顯恢復疲勞效果的時段。
寅時	3–5 時	肺	良好的睡眠提升免疫力、使疾病康復和調整呼吸。寅時好好休息，能讓我們在日常生活中無意識的習慣性動作進行得更順暢。
卯時	5–7 時	大腸	這是起床的時刻。藉由促進腸道活動和按摩腹部的方式，可以增強免疫力，也有助於改善當晚的睡眠品質。
辰時	7–9 時	胃	早餐要吃飽。早餐應該占一天飲食一半的分量，這樣對臟腑的負擔最小。即使正在實行減肥計畫，也應該好好吃早餐。
巳時	9–11 時	脾	有效率地完成工作
午時	11–13 時	心	午餐的分量約為早餐的六成。飯後可以睡個午覺，讓眼睛和頭腦休息一下。
未時	13–15 時	小腸	這是可以預防老化和增強聽力的時段。如果覺得耳朵比眼睛更疲累，可以在下午 1 點開始午睡。
申時	15–17 時	膀胱	這是背部按摩最有效的時段。此時按摩背部、腿部、頭部等，能調整與恢復身體的狀態。
酉時	17–19 時	腎	晚餐分量應為早餐的四成左右，以溫熱蔬菜為主。過多的卡路里會增加內臟的負擔，可能導致內臟老化，要特別注意。
戌時	19–21 時	心包	心包經掌控快樂。此時段可以做自己喜歡的事情，樂在其中，能讓身心調和，保持在良好的狀態。
亥時	21–23 時	三焦	在睡前調整身體的溫度。如果腹部感覺寒冷，可以用暖水袋、毯子等方法保暖。在亥時之前洗完澡，可以使身體放鬆。

自然界的「六氣」，為何會變成致病的「六邪」？

自然界的氣候變化，亦即所謂的外部環境，對人體有重大影響。氣候變化可分為「風、寒、暑、濕、燥、火」六種類型，稱為「六氣」。六氣是我們能從自然中獲得免疫力，以及適應自然環境的力量。也就是說，人類能透過六氣的力量維持健康和活力。

另一方面，外部環境會讓我們生病或身體不適的因素稱為「外因」，也稱為「外邪」。和六氣一樣，外邪也分為「風邪、寒邪、暑邪、濕邪、燥邪、火（熱）邪」，合稱「六邪」（或稱「六淫」）。

儘管自然環境對人類至關重要，但在惡劣的自然環境下對健康也會產生負面影響，一不小心，就會導致身體不適或生病。

世上最古老的醫書《黃帝內經》（素問遺篇．刺法論篇）中就記載：「正氣存內，邪不可干」，意思是「只要人體內正氣充足，就不會受到邪氣的干擾」。正氣是我們從自然界獲得的免疫力，而邪氣則是會引發疾病的因素。本書所提倡的健康養生法，主要就是透過吸收正氣，防止邪氣入侵，以維持身體健康，是一種人類與自然及季節的共處之道。

風邪

春天容易感冒，而外感風邪是感冒最主要的原因。因為四季都會有風吹拂，所以一年的任何時候都可能會感冒。另外，空調也會引起感冒，因此須注意不要讓身體持續吹風。

風的特性是輕且吹得高，這種特質很容易影響身體的上半部，尤其是臉部和頭部特別會出現問題。感冒通常會發病迅速，且症狀容易轉移。

感冒是「百病之首」，風、寒、濕三邪常會聯手一起入侵，因此感冒的症狀還可能伴隨其他問題，例如腹瀉、浮腫等。

〔主要症狀〕

頭痛、鼻塞、顏面神經麻痺、痙攣、臉部浮腫、喉嚨痛、頭暈目眩等。

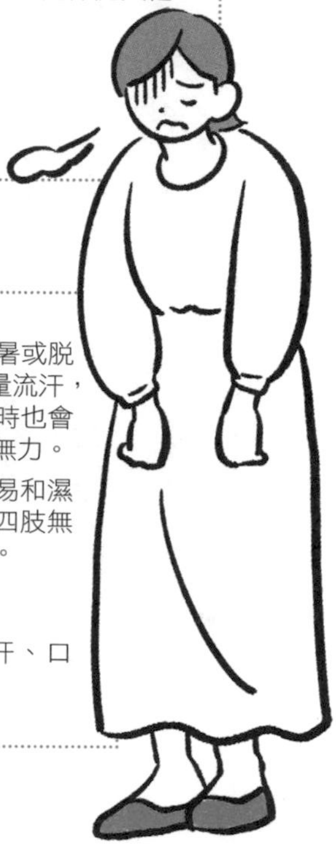

寒邪

寒邪雖好發於冬季，但在涼夏或夏天待在冷氣房裡，也可能受到寒邪影響。寒冷的空氣會讓身體內外的溫度都降低，削弱陽氣，導致疼痛。

受到寒邪侵襲時，人不容易出汗，有時還會導致頻尿。

〔主要症狀〕

打寒顫（畏寒）、腹痛、腹瀉、噁心想吐、手腳冰冷、頭痛、腰痛、關節痛等。

暑邪

暑邪好發於夏季，可能導致中暑或脫水等症狀。由於高熱會讓人大量流汗，消耗體內的水分（津液）。同時也會消耗體內的氣，使人感到渾身無力。

由於日本的夏天濕度較高，容易和濕邪同時入侵，導致夏季感冒、四肢無力、噁心想吐以及腹瀉等問題。

〔主要症狀〕

高燒、臉部和眼睛變紅、多汗、口渴、身體無力等。

濕邪

濕邪好發於梅雨季、颱風、漫長的雨季，以及高溫多濕的長夏時期。由於濕邪具有沉重和停滯的特徵，所以會使人感到身重無力，甚至引發浮腫，造成關節腫脹，這被稱為「體重節痛」（即身體沉重，關節疼痛）。

〔主要症狀〕

身體沉重、水腫、腹痛、腹瀉、（頭和腰等）劇痛等。

燥邪

燥邪好發於從秋天過渡到冬天這段天氣相當乾燥的時期。它會傷及體內的水分（津液），導致呼吸系統、眼睛、鼻子和口腔黏膜及皮膚等都出現問題。

由於呼吸需要水分，因此當氣候乾燥時，體內也會缺水，出現咳嗽或哮喘等症狀。

〔主要症狀〕

口乾舌燥、咳嗽、哮喘、皮膚乾燥、頭髮乾枯等。

火邪

火邪是指「寒、風、濕、燥」對身體影響過大，或是體內熱氣過盛的狀態。因為「火」為陽性，強烈又容易上升，所以會導致臉部和眼睛發紅，以及發高燒等症狀。當影響到心臟時，可能還會出現失眠、囈語、意識障礙等問題。

一旦人體溫度過高，就會損害氣和津液，出現口乾舌燥、尿量變少、尿液變黃，以及便祕等問題。

〔主要症狀〕

高燒、不安、失眠、牙齦腫脹、口苦等。

六種體質的活動和休息法

漢方醫學根據人體的「氣、血、水」（第29頁）以及「寒熱」（冷或熱）的狀態將體質分類。本書提供簡易的體質自我診斷表，讓大家能依自己的體質來進行「活動」和「休息」。最具代表性的六種體質如下。

氣虛 四肢無力、肌力不足的搖搖晃晃型

氣滯 焦慮煩躁、壓力纏身的氣滯不暢型

血虛 過勞、貧血的瘦弱型

血瘀 有皮膚問題，容易覺得冷，血液循環不佳型

痰濕 容易發胖，也容易覺得冷的濕氣型

濕熱 容易流汗，肥胖的濕熱體質型

體質受到父母（先天精氣）以及飲食（後天精氣）的影響，也與氣候和生活環境息息相關。

事實上，很少有人的體質完全符合某一種類型，許多人都是多種類型的複合型體質，所以你可以將符合選項最多的那一種視為自己的體質。但如果八個選項中有四個或更多符合你的類型，那麼你可能也同時具有這些不同的體質特徵。

即使你不確定自己的體質類型，也可以實踐在第二章之後所提出的生活習慣。

接下來就請各位做個簡易的體質檢測吧。

氣虛

四肢無力、肌力不足的搖搖晃晃型

診斷表

- □ 臉色不佳，臉色蒼白
- □ 容易疲倦，總覺得懶懶的
- □ 說話小聲
- □ 容易出汗
- □ 食慾不振，經常感冒
- □ 經常拉肚子或軟便
- □ 喜歡吃油膩的食物和甜食
- □ 怕冷，白帶多

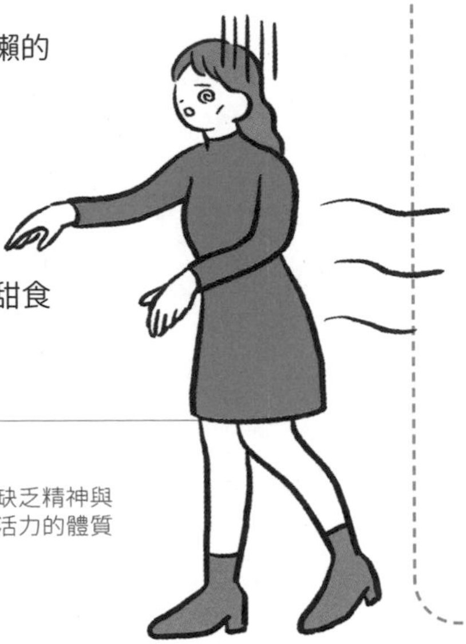

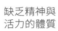

缺乏精神與活力的體質

由於生命之源的「氣」不夠（第29頁），**所以能量不足，導致臟腑**（第30頁）**的功能低落**。而且這類型的人因為腸胃較弱，很難利用從食物中攝取到的能量。

因為肌肉較少，基礎代謝較低，所以和其他類型的人相比，更難減重，相對也容易變胖。而且當體溫低於三十六度時，可能還會出現「連喝水都會胖」的誇張情形。儘管容易水腫，身材略胖，但如果因為脾（第31頁）功能不足，也可能會出現身材較瘦的情況。

可以藉由調理脾胃，有效吸收所需的能量。要有節制地吃飯，保持八分飽即可。另外，執行「5：3：2」減肥法（第126頁），也能改善脾胃問題。

「攝取容易消化吸收的食物」是飲食的基本原則，像粥、味噌湯或其他湯品，都可以每天食用。

由於生的蔬菜和魚、肉類會降低體溫，並需要花費更多能量來消化和吸收食物，所以在身體狀況好時才適合吃這類食物，尤其冬天時最好避免。

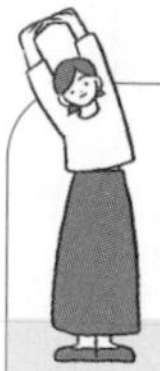

氣虛型的人可以這樣「活動」

因為能量會很快不足，所以做任何事都不應勉強自己。在運動時，也別讓自己過於疲累。

話雖如此，還是希望這類型的人可以增加體力，提升能量，例如到大自然中吸收太陽的能量。另外，從事像健走、伸展、太極拳、瑜伽等較緩慢的運動也不錯。

增強體力，有助於改善體質。參考本書第二章至第五章的內容，掌握不同季節的身體節奏，對提升體力和運氣[1]能有所助益。

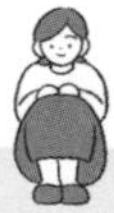

氣虛型的人可以這樣「休息」

請努力確保獲得充足的睡眠和休息。

因為原本體內就擁有較少的能量，所以不論在工作、家事或學習時，都應該量力而為，就算被別人誤認為懶惰也無妨，別讓自己過勞是很重要的。

找到適合自己步調的興趣嗜好。無論做什麼事，都別把自己逼得太緊，放輕鬆、慢慢來，尋找使自己不會疲累的最佳節奏。隨著時間的進展，體力應該會有所提升。

不要增加脾胃的負擔也很重要。無論在任何季節，冷飲和冰淇淋都不適合氣虛型的人食用。即使是為了健康而飲用果昔，也會讓身體變冷，導致健康狀況出問題，這一點得特別留意。

1　譯註：漢方醫學中提到的「運氣」是「五運六氣」的簡稱。「五運」是指五行（金、木、水、火、土）的運行。而「六氣」是指存在於天地之間的「陰、陽、風、雨、晦、明」（也有一說為寒、暑、燥、濕、風、火）這六種氣。

氣滯

焦慮煩躁、壓力纏身的氣滯不暢型

診斷表

- □ 容易焦躁，也容易沮喪
- □ 會感到憂鬱
- □ 容易胃脹或有壓迫感
- □ 容易打嗝、放屁和嘆氣
- □ 失眠或不容易入睡
- □ 生理期延後或不規律，在生理期前或生理期期間，有腹脹感
- □ 有壓力時，會頭痛和頭暈
- □ 感覺被工作和家庭的事逼得喘不過氣來

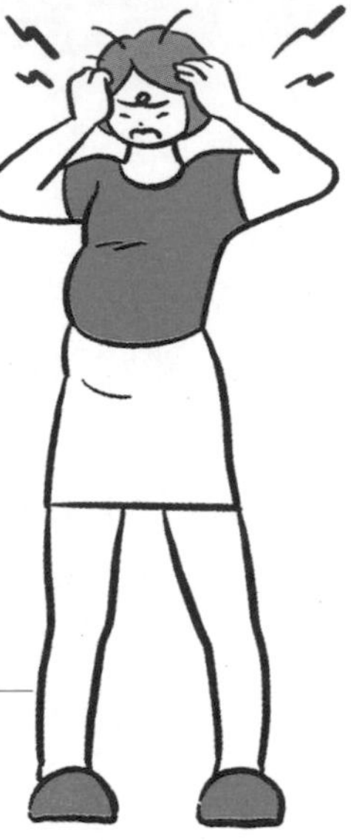

「氣」發生停滯的體質

這是**「氣」**（第29頁）**的循環不佳，導致氣停滯在身體某處**的狀態。這類人對壓力很敏感，情緒容易煩躁，情況嚴重時，可能還會因為壓力而導致腹部腫脹。情緒焦躁到一定程度，會嚴重低落，使精神狀態和自律神經的控制出現問題，讓人的情緒變得相當不穩定。

這類型的人往往很神經質或有完美主義的傾向。他們的肝氣（第31頁）過旺，會導致氣堵在胃和橫膈膜一帶，讓脾（第31頁）和胃受損。

若想改善體質，可以利用香氣調整肝的狀態，促進氣的循環。香氣可以作為一種刺激，進入鼻腔後有助於氣體的流動。其中又以**柑橘類的香氣**，尤其適合用於調整肝的狀態。你也可依個人的喜好，嘗試芳香療法、薰香或身體精油。

此外，還可以選擇具有香氣的食物，例如大蒜、洋蔥、辣椒、山椒、蔥、韭菜、生薑等補藥菜（第78頁），也很推薦紫蘇葉、芹菜、蕪菁、白蘿蔔、四季豆和柑橘類的水果。

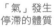

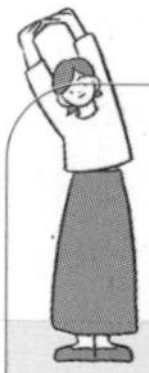

氣滯型的人可以這樣「活動」

「紓壓」對氣滯型的人，是相當重要的事。

不少氣滯型的人可以藉由充分運動讓身體感到舒暢。運動後的隔天如果身體狀態仍很好，覺得很清爽，對你而言這就是最合適的運動量。另外我也推薦快走和跑步這兩種運動。

對於不擅長運動或沒時間做運動的人，可以嘗試深呼吸。從早晨起床後，慢慢進行大約十次深呼吸，直到身體完全甦醒。在你進行深呼吸，覺得身體正在逐漸清醒的過程中，也可以打開窗戶，或到室外散步。這種在睡醒後做深呼吸的活動，請持續一週或一個月。

另外，在早、晚分別進行一些轉體或伸展運動（第174頁），也是不錯的選擇。

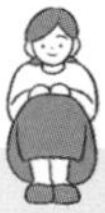

氣滯型的人可以這樣「休息」

因為睡眠時間不足，容易導致焦慮的症狀進一步惡化，所以要注意睡個好覺。由於入睡困難也是氣滯常見的問題，因此在預計入睡前的一小時，可以先躺在床上，為睡眠做好準備。

找到能讓自己放鬆的例行活動，就算是有點「宅」的興趣或娛樂也不錯。尤其在沒有工作或晚上時，要好好放鬆一下。晚上不要思考煩心事，這種會令人心浮氣躁的事等明天再做，先讓自己放鬆自在最重要。

另外，還可以試著使用「香味」和「食物的氣味」調整自律神經。根據自身需求，選擇要讓交感神經或是副交感神經處於優勢的味道。

香味可分為「能提高專注力」和「能讓人放鬆」兩種。有氣味的食物和飲料，也可分為刺激性較強的大蒜、生薑、咖哩和咖啡，以及具有放鬆效果的茉莉花茶或洋甘菊茶等。請嘗試以上的方法，看哪種對自己有效。

血虛

經常過勞、無精打采，有貧血性問題的人

診斷表

- □ 皮膚乾燥沒有光澤，頭髮乾枯
- □ 經常失眠或夜醒
- □ 貧血、暈眩、視力模糊
- □ 心悸、心律不整
- □ 指甲容易斷裂或變白
- □ 容易手麻、腳麻
- □ 月經障礙（生理痛嚴重、月經量少，顏色較淡）
- □ 體型偏瘦

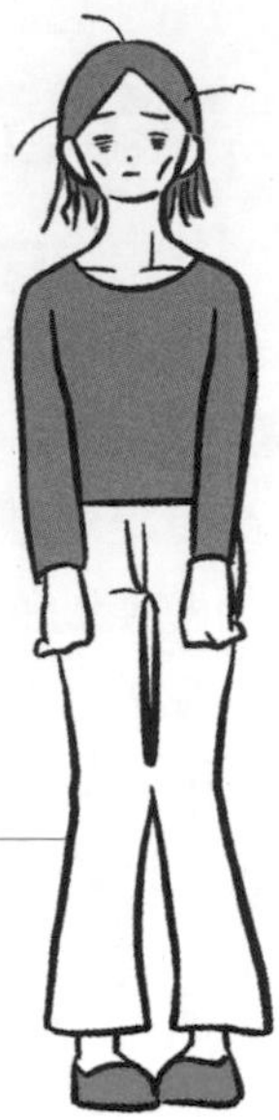

體內的「血」不足，或是把「血」送到身體各處的功能沒有完全發揮的體質

這類型的人含有營養的「血」（第29頁）量不足，**或是把「血」輸送至身體各處的功能沒有充分發揮**。如果努力過度，就會疲憊不堪。有些人會因為月經或其他原因的出血，而暫時出現血虛狀態。即使是非血虛體質的女性，在**生理期也可以參考血虛型的生活方式**。

血虛型的人通常身材修長苗條，臉色通常較蒼白或呈土黃色，皮膚和頭髮容易乾燥。即使皮膚透明白皙，也很可能有肌膚乾燥或過敏的問題。另外，也容易掉髮，或年紀輕輕就有一堆白髮。

由於身體未能獲得充分的營養，可能會出現貧血、頭暈、四肢麻木等症狀，但即使**接受西醫檢查，數值也可能仍在正常範圍內**。

除了休息，還可藉由攝取能夠補血的食物來增強體力，例如土雞、肝臟（尤其是牛肝）、牡蠣和蛤仔等。另外，紅色食物有助於補血和強化血管，黑色食物則有益造血，建議多吃黑芝麻、紅棗、核桃、黑豆、小松菜、菠菜、番茄、桃子及草莓等。

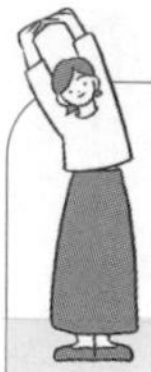

血虛型的人可以這樣「活動」

容易受寒的血虛體質，只要一覺得冷，就會懶得動。因此可以比一般人多穿件厚衣服，透過適時穿脫來調節體溫。

在運動方面，血虛型的人適合在白天日出後或洗完澡，從簡單的伸展操開始做起。如果身體狀況良好，可以增加運動強度。在天氣暖和時從事適度的運動，是最理想的。

血虛型偏瘦的人，完全無須刻意減肥。如果想要身材有型，可以考慮強調緊致感，利用自重訓練[2]是不錯的選擇。

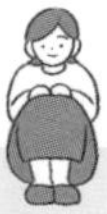

血虛型的人可以這樣「休息」

利用時辰養生法（第32、33頁）可以調節臟腑的活動規律，確保充足的血液供應，促進體內循環。只要調整好日常生活節奏，就能順利進行造血和血液輸送。

簡單來說，就是要保持規律的生活。首先，要注意睡眠和飲食的時間。如果進食和睡覺時間不規律，就很難改善體質。所以從早上起床開始，就要有意識地注意一天的生活節奏，以確保活力並改善體質。

另外，因為血虛的人原本就缺血，所以在生理期時更需要好好休息，安靜地過生活，為自己多保留點能量。

2　譯註：利用自身的重量進行的訓練，不依靠健身房中的各種器械，如仰臥起坐、深蹲等。

血瘀

膚質不佳，容易虛冷和血液循環不良的人

診斷表

- □ 出現黑眼圈，臉部、嘴唇和牙齦等呈暗紅色
- □ 皮膚問題多，膚質不好，如長斑或青春痘
- □ 雖然頭部、手腳容易冰冷，但也會有潮熱感
- □ 有慢性的肩頸僵硬和頭痛
- □ 按壓身體疼痛部位會更痛（感覺不舒服）
- □ 記憶力下降，情緒不穩
- □ 皮膚上可見細小的血管，可能是靜脈曲張
- □ 月經的出血量多，會出現血塊

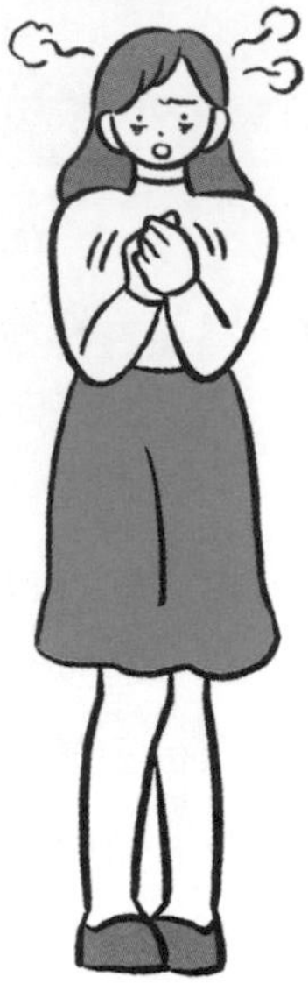

「血」循環不佳的體質

「血瘀」也稱為「瘀血」，是**「血」**（第29頁）**循環不佳的體質**，有些人體內還會出現因內出血而無法消散的血塊，使瘀血內阻。因為血液在人體中負責運送營養，所以這類型的人**新陳代謝可能會下降**，身體再生能力較差（第52、53頁），進而影響皮膚、指甲、肌肉、骨頭、臟腑及荷爾蒙等的健康。

因為血液還具有回收人體內廢棄物的功能，所以循環不良時，體內的淨化能力也會下降，靜脈可能會突出可見，或出現靜脈曲張。

就算手腳冰冷，還是會出現潮熱的症狀，以及同一個地方持續疼痛。如果有慢性肩頸疼痛，或是生理期有明顯血塊的人，也都屬於血瘀的體質。

年輕時就屬血瘀體質者，可能和怕冷有關。如果從十幾歲、二十幾歲開始，眼睛下方就出現黑眼圈，嘴唇顏色偏暗紅的人，應該注意這種體質的調養。

和氣滯型的人一樣，血瘀型也適合吃氣味較強的食物（第40頁）。另外像富含造血物質的秋刀魚、沙丁魚、竹筴魚和鯖魚等青魚[3]，也是不錯的選擇。

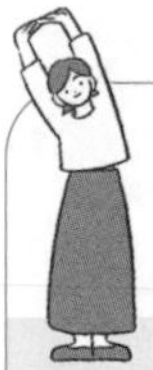

血瘀型的人可以這樣「活動」

長時間維持同一個姿勢會導致身體僵化，難以活動，並使疼痛加劇。因此對血瘀型的人來說，應注意避免保持同樣的姿勢過久。

使用電腦工作時，過程中應多休息，若行有餘力，藉由輪流坐辦公桌工作和進行其他工作，偶爾變換工作位置也是不錯的做法。如果有固定的休息時間，也推薦做做伸展操。

在運動前和用餐前，以及做完伸展操或運動後，別忘了至少要喝一杯水。雖然血瘀體質的人通常不太喜歡喝水，但若想改善血液循環不佳，還是得借助水的力量。

在做伸展操時，要注意關節的延展。從髖關節的伸展做起，可達到改善腿部血流的作用（第68頁）。

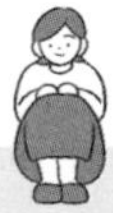

血瘀型的人可以這樣「休息」

每天好好泡澡，能消除一天的疲勞，還有助於改善血液循環。當然，泡溫泉效果更佳。

然而血瘀症狀較嚴重的人，泡澡時可能會在腳都還沒變暖前就覺得頭暈，建議可以先把腳浸泡在熱水中。如果腳容易覺得冰冷，或容易頭暈頭痛的人，也可以每天進行足浴。

由於睡眠不足會讓血瘀的情況惡化，所以最好在晚上十點之前上床。如果腳冷到難以入睡，除了在冬天之外，其他季節也可以使用暖水袋暖腳。除了放在腳尖，也可放在腳跟或下腹部。

3　譯註：日語中的「青魚」指的是像秋刀魚、沙丁魚或鯖魚這類，背部的顏色為青色的魚類。

痰濕

身材肉肉且有虛冷問題的人

診斷表

- □ 經常覺得身體沉重，疲倦想睡
- □ 臉部和手腳容易腫脹
- □ 會大軟便，容易腹瀉
- □ 怕冷，身材偏胖（肉肉的虛胖）
- □ 咳嗽時有痰，鼻塞，花粉症時會大量流鼻水
- □ 下雨、濕氣較重或氣壓下降[4]的日子，身體會變差
- □ 出現暈眩、噁心、頭重感
- □ 白帶較多

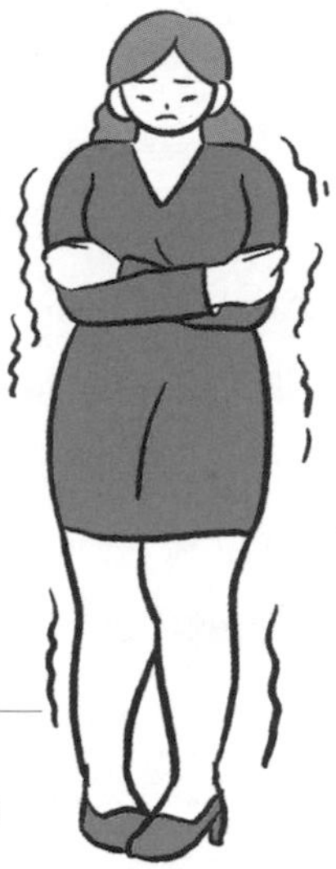

「水」的循環不佳的體質

痰濕是指身體某處積存**「水」**（第29頁），**導致流動不暢的體質**。這可能是因為攝取過多的水分導致代謝變差，廢物積聚在體內。

這類人通常都缺乏運動，喜歡喝酒，也愛吃重口味的食物。通常身材比較肥胖，雖然怕冷，但也容易流汗，還經常會有軟便或拉肚子的情況。你可以摸摸自己的腹部，看看是不是冷冰冰的。

頭和身體經常都會感到沉重，無論睡多久早上都很難醒來。也常覺得疲憊、腰痛、肩頸僵硬、手腳水腫等，類似**西醫所說的慢性疲勞的症狀**。

當痰濕症狀加重時，人們會發懶，不想做事，希望別人能代勞。

另外，還有暴飲暴食的傾向，這會傷害身體健康，建議等到肚子真的餓了再吃。

4 譯註：當氣壓下降時，可能會伴隨著天氣變化，如陰天、雨天、暴風雨等，有些人可能會因此感到不適，出現頭痛、關節疼痛、嘔吐或心情不好等症狀，稱為「氣象病」或「天氣病」。

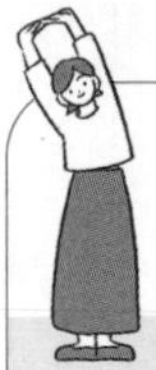

痰濕型的人可以這樣「活動」

痰濕型的人如果運動就會感到很舒暢，因為運動可以鍛鍊肌肉、提高代謝，還能有效排出體內的水分，進而改善體質。所以應該提醒自己多做會流汗的運動，讓積聚在體內的水分變成汗水。

不喜歡健身的人，可以找找有沒有其他適合自己的運動，並盡可能每天持續進行。藉由運動提高代謝非常重要，散步或跑步也是不錯的選擇。

對於怕冷的痰濕型，只要身體感覺寒冷，水腫的問題就會變嚴重。建議可以和血虛型一樣，多穿件衣服，以便根據需求做穿脫的調整。

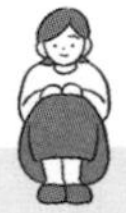

痰濕型的人可以這樣「休息」

應該少喝冷飲及避免喝太多水。對喜歡喝啤酒以及加冰塊喝酒的痰濕體質者來說，要他們戒掉喝冷飲的習慣可能不太容易，但可以在喝酒時，改成用熱水兌酒飲用。

吃味道較重的食物容易口乾舌燥，會讓人想多喝點水和酒。但攝取過多的鹽分和水，會加重痰濕症狀，所以應該吃清淡些。

可以多吃西瓜、小黃瓜、牛蒡、白蘿蔔、紅豆、梅子及蘋果等，同時也適合在用餐時，搭配飲用焙茶、玫瑰花茶或番紅花茶等溫熱的飲品，這些飲食都有助於排出體內多餘的「水」。另外，海藻和菇類同樣也具有促進水分代謝的效果。

濕熱

容易流汗，身材健壯肥胖又浮腫的人

診斷表

- □ 怕熱，喜歡吹冷氣
- □ 身材健壯偏肥胖
- □ 性子急沒耐心，容易煩躁
- □ 過敏體質，容易得皮膚炎和花粉症
- □ 油性肌膚，臉部發紅，常長青春痘或粉刺
- □ 便祕、糞便黏稠、經常放屁
- □ 有強烈的口臭和體臭
- □ 白帶很多、月經週期短且血量多，生理期會腹脹

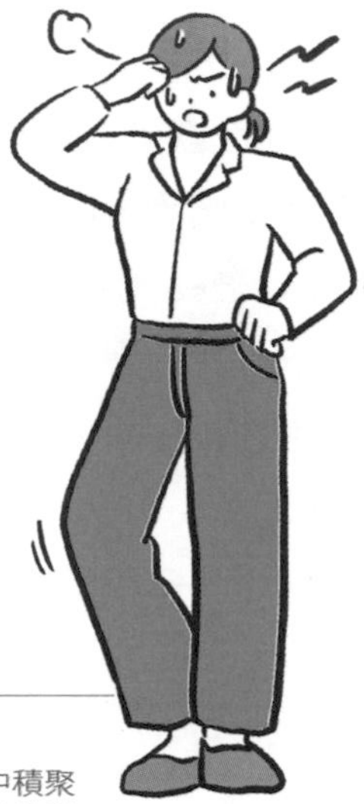

「水」中積聚過多熱的體質

「水」具有降溫和使身體平靜的作用，而「熱」具有升溫和活化身體的效果，濕熱體質的人因為這兩種完全相反的力量都過於活躍，因而讓身體不適。

如果體內的水分持續不暢通，**導致多餘的水積聚，熱量也會增加**。雖然這樣還稱不上是體內流淌著「岩漿」，但確實會造成體內的體液流動變得緩慢或黏稠，身體出現異常。常見的症狀是出現濕疹和水泡，或眼睛、鼻子和耳朵等處容易產生黏液，藉由多排尿和出汗的方式，能讓體內的水分與體熱達成平衡。

濕熱體質的人，通常體型都比較結實。

如果晚餐攝取過多的卡路里，會加重因體熱所引發的症狀，如鼻炎惡化、身體搔癢和皮膚問題。**這是因為人在晚上不需消耗太多能量**。

炸或炒過的肉類、辛辣食物、酒精及餅乾，對濕熱體質都是高風險食物（第59頁）。如果實在嘴饞，建議在早餐或午餐時食用這類食物。

濕熱型的人可以這樣「活動」

要有意識地將過多的水分和熱量排出體外。藉由養成運動的習慣，多流點汗，讓體內難以累積過多的體熱，也能達到減肥的效果。

從春天就要開始增加運動量，然後在夏天達到高峰，進入秋、冬後則逐漸減少運動量（第20頁），這是基本的運動週期。但如果你精力過盛，即使冬天還會覺得身體發熱而難以入眠，或是符合右頁診斷表五個選項以上的人，在冬天也可以多做點運動。

若因忙於家事、工作或育兒而無暇運動，建議可以喝菊花茶或薄荷茶來平復焦慮。

只要身體狀況有略朝好的方向改變，都應該覺得高興，並稱讚自己「我今天也有做點運動喔」或「我試著戒掉了一個壞習慣」。

濕熱型的人可以這樣「休息」

建議可以嘗試一下輕斷食（第65頁），藉此清除多餘的體熱，讓身體感到清爽。例如晚餐時只喝湯或吃粥等輕食，就是不錯的做法。但注意不要喝含有大蒜或生薑的湯，因為這些食材反而會增加體熱。

另外，濕熱體質也可能會出現氣滯（第40頁）和痰濕（第46頁）的症狀，建議可以吃紫蘇葉、芹菜、大頭菜（蕪菁）、白蘿蔔、四季豆、西瓜、黃瓜、牛蒡、紅豆、梅子、蘋果等食物。

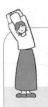

陽虛・陰虛・超元氣
其他類型的體質

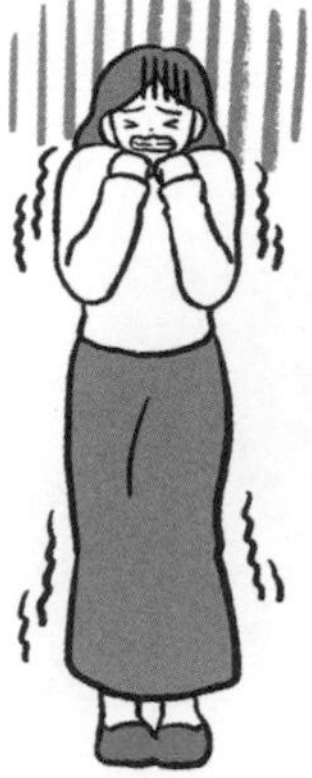

這裡介紹除了前面提到的六種體質之外，具有代表性的其他三種體質。

1. 陽虛體質

陽虛是指陽氣（生命能量）較少的體質。這類型的人大多怕冷，且性格內向。有些人可能在某些方面發育不良，或是生殖系統有問題。由於體熱較少，所以應特別注意保暖。

因為容易在吹風時受涼，且立刻就會感到身體不適，
所以也要注意空調安裝的位置。

2. 陰虛體質

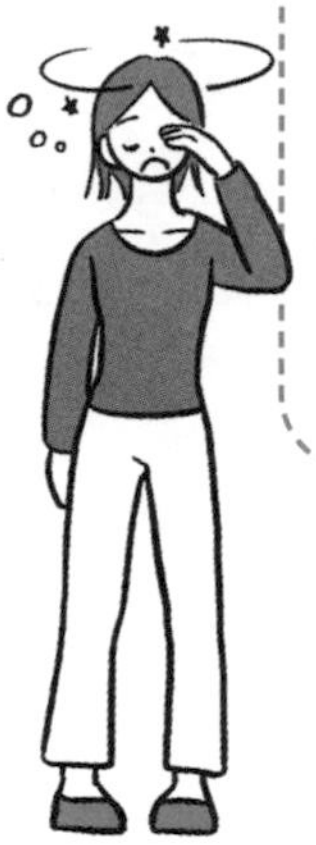

體內缺乏水分（津液）和血，總覺得熱。如果血虛持續惡化，就會導致陰虛。

雖然這類體質的人可能體型健壯，但如果身體狀況變差，就會變得瘦弱。他們多半是夜貓子，所以會有失眠、長青春痘和皮膚方面的問題。

由於體內嚴重乾燥，所以應避免流太多汗，像是不要過度地工作、做家事等。飲食應選擇水分較多的食物，遠離酒類和油膩的食物。

當身體感到不適時，就應該改為早睡早起的生活方式，別再熬夜了。

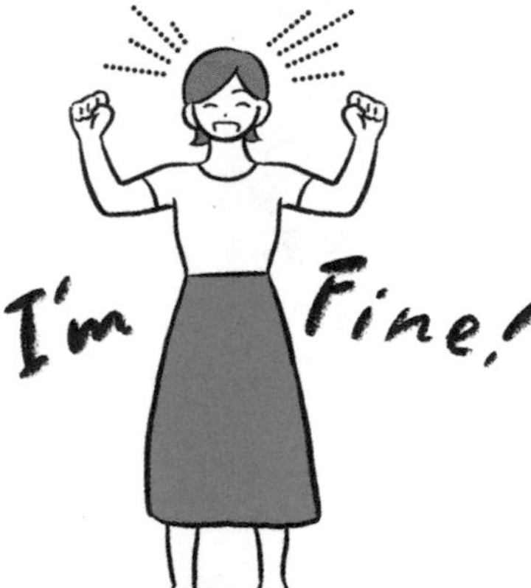

3. 超元氣體質

這是非常健康的體質，不屬於前面提到八種體質的任何一種。通常在十至二十多歲時最常見。

漢方醫學認為，女性的身體狀態與能量在二十八歲時達到顛峰，之後就逐漸走下坡。到了三十至四十歲時，就會感受到老化的影響。

雖然每個人都希望一輩子能保持這種超級健康的狀態，然而這是不可能的。我們會逐漸變得力不從心，然後在某一天突然發現健康出了問題。當感覺身體不適時，可以利用前面的診斷表進行確認。

超元氣是最理想的體質！要珍惜這樣的狀態，並繼續維持。

·第二章·

增強自癒力

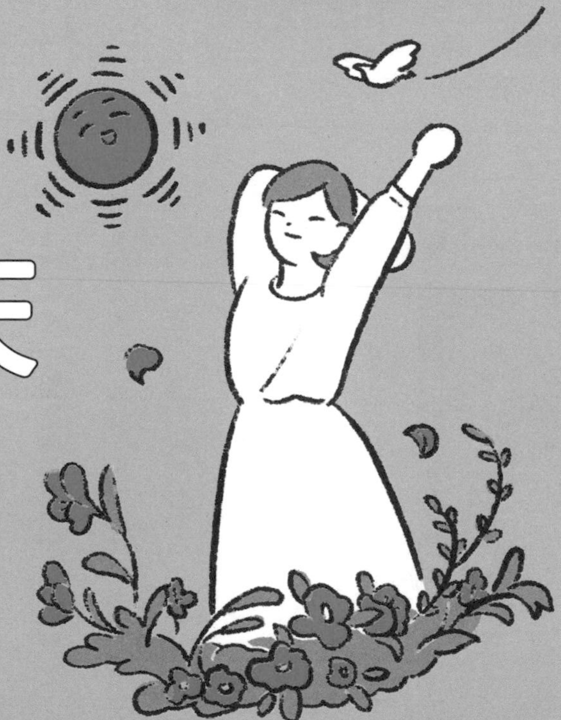

春天

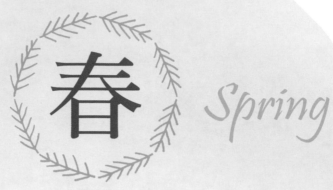

春 Spring

2-4月

·提高自癒力·

和緩活動，好好休息

活用代謝力，增強自癒力

當二月到了立春這天，就算正式進入春天了。春天不但是一年中唯一能讓自己「回春」的機會，**同時也是一整年最重要的養生季節**，這是因為身體從冬天過渡到春天時，會加速新陳代謝。

在冬季，人體就像在土壤中休養生息的種子（第20頁）。等進入春天，日照時間變長，猶如種子開始發芽，長出綠葉，逐漸茁壯成長，人體也會發生變化。

嬰兒和孩童的身體因為新生細

胞的數量多於死亡細胞而逐漸成長。但老年人由於死去細胞多於新生細胞，所以身體會逐漸萎縮。

新陳代謝提高意味著體內新生細胞多於死去的細胞，這也是為何春天是我們能夠「回春」的原因。

新陳代謝增加後，生病或受傷後的身體能更快康復，此即所謂的「**自癒力**」或「**自然康復力**」。

因為在其他季節，代謝力很難提高，所以只要在春天刻意提升新陳代謝，就能增強自癒力。**藉由這種方式調整身體，就能為保持一整年的健康打下良好基礎**。

另一方面，當天氣變暖，「基礎代謝」就會下降。基礎代謝是指維持體溫、心肺呼吸功能等生存的最低限度能量。

在氣候嚴酷的夏天和冬天，為了維持一定的體溫，人體的基礎代謝會增加。但像春天和秋天這樣溫和的季節，因為身體可以有效利用能量，所以會進入省電模式，也就是在春、秋之際，人會處在較低的基礎代謝狀態，這對於儲備體力和精力是大好時機。

春宜養「肝」，避免緊張焦慮

春天是養「肝」（第31頁）**的時節**。肝透過調節「氣」和「血」（第29頁）的流動來儲存「血」，並調整全身的血液量。由於肝能把血液分配到肌肉和指甲，所以還具有維持身體運動功能的作用。和冬天相比，春天日照的時間增加，新陳代謝明顯提升，但因為此時人的活動量也會增加，所以肝的負擔亦相對變大。

若肝功能受阻，導致血液供應不足，肌肉就會缺乏營養，造成身體的運動機能衰退，手腳出現麻痺或抽筋的症狀。此外，當指甲的顏色變差，形狀和表面出現變形，就是血液供應不足的跡象。

為了避免出現這些情況，我們可以從飲食中補充營養，還能透過舒緩肝的緊張不安，促進「氣（能量）」的循環。這種做法在漢方醫學中稱為「疏肝」，具有提高肝功能的作用。促進氣循環流暢的具體方法，將在接下來每週的「活動」和「休息」習慣中詳細說明。

春天是個讓人會想開始進行新事物的季節。此時如果你覺得興奮不已，躍躍欲試，這代表你充滿活力。大家不妨在春天時，勇敢嘗試一下新的挑戰。

話雖如此，春天的關鍵是**「輕鬆活動，充分休息」**，因此即使想做運動，也不宜急於火力全開。春天的當務之急，是慢慢進行輕鬆的身體活動，運動前也別忘了先做能幫身體暖機的伸展操。

至於那些到了春天仍沒有什麼幹勁的人，也不用勉強自己，只要好好休息，放鬆心情，然後慢慢思索自己想做的事。或許在這樣的過程中能有新的啟發，找到新的機會。

二月 February

活動 40%

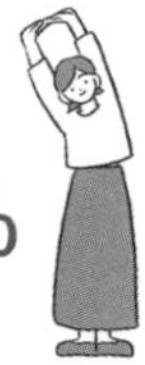

休息 60%

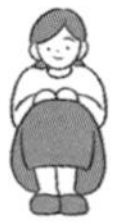

好好曬太陽吧！

當立春即將到來，每天的日照時間也會隨之變長，我們的身體即將從冬眠中甦醒。然而正如「春風刺骨」這句話所說的，此時的風格外寒冷，彷彿可以刺進體內般。從西北方吹來的季節風，會降低體感溫度，我們的身體因為受到風所夾帶的寒冷影響，猶如回到冬季。

利用太陽的能量，讓身體甦醒

相較於十一至一月的冬季，二月時我們要開始把注意力放在「活動」身體上。但因為這時身體還沒完全甦醒，所以別忘了要「和緩活動」，讓身體適度休息也無妨。

春天之於人類，就像大自然的植物從種子進入發芽的時期，想像「原本安靜潛藏的東西正要積極活動」的感覺。這是一年中的甦醒之月，試著活動一下，大概到「暖車」的程度最剛好。

在二月份每週的活動習慣，如果每天至少都能做到一次，大概就能達成40％的標準。這個月最重要的就是要**刻意去「曬太陽」**。哪怕只有一點點陽光，也要到戶外吸收來自太陽的能量，這樣可以提高新陳代謝，幫助身體從冬眠中甦醒。

此外，因為二月也是傳染病流行的季節，所以外出時除了參考室外的溫度外，最好再多加一件衣物禦寒，還要特別注意腳部的保暖。

在戶外散步時可以用力擺動雙臂，觀察身邊充滿春天氣息的萬事萬物。

春季是適合多喝水的季節

能否順利把身體切換到春天模式，二月佔有舉足輕重的地位。

隨著日照時間變長，新陳代謝加速，人們可能會在不知不覺中讓身體陷入缺水的狀態。因為細胞分裂需要水的參與，所以**每天最少應該喝兩公升的水**。為了方便在睡前或夜間醒來時也能隨時補充水分，可以在床邊擺一杯五百C.C.的水。

如果無法順利將身體從冬天模式切換到春天模式，你可能會無精打彩，提不起勁做任何事情，有時你還會覺得「今天我都沒做什麼有意義的事，但要我現在打起精神，我也辦不到啊！」

遇到這種情況，不妨先喝些水，然後把水杯放在床邊，接著盡快去睡個覺。這樣做能刺激細胞的分裂，加速新陳代謝，提升自癒力，皮膚也會變得更光滑，醒來後你會感覺全身很舒暢。

此外，如果因為在一月時參加新年聚會等活動，大吃大喝導致你的腸胃仍不太舒服，可以利用**喝溫水**幫助調整腸胃狀態。

降低體熱，有效對治花粉症

花粉症可說是困擾多數日本人的現代疾病。許多日本人一到春天，就會為嚴重的「花粉症」症狀所苦。當商店開始撤下禦寒物品，換上陳列預防花粉症的商品，就知道春天的腳步近了。

漢方醫學認為，花粉症是因「血熱」引起。當負責消化吸收的「脾」（第31頁）功能減弱時，水分會滯留體內，無法及時排出，導致血液變熱（第29頁），這種情況就是「血熱」。

在血熱的狀態，身體會出現過度的免疫反應，主要表現在呼吸道，如眼睛、鼻子和喉嚨等，繼而引發花粉症。

最遲要在花粉症嚴重爆發之前的二月份就採取應對措施。方法有以下三種。

❶ 少吃會導致體熱的食物

避免喝酒，少吃辛辣食物、油炸的肉類和年糕等，因為這些食物都會增加體熱。上述這些食物對於身體沒有任何問題的人來說，都是好東西，但當身體處於發熱狀態時，就會加劇花粉症的症狀。

❷ 用水洗掉花粉

我們可以靠沖洗的方式清除眼睛、鼻子和喉嚨的花粉。喉嚨漱口比較容易，但用水清洗眼睛和鼻子，因為滲透壓的關係，可能會感到疼痛，所以使用市售清洗眼睛和鼻子的用品為佳。

下面說明用水清洗花粉的方法。

準備一個直徑約十公分的盆子，在盆裡裝滿水。清洗眼睛時，每次讓其中一隻眼睛接觸水面，做眨眼的動作。

洗鼻子時同樣要先在盆子裡裝滿水，接著用手堵住一邊的鼻孔，讓另一側的鼻孔浸入水中後吸水。等吸到一定程度後，再從同一個鼻孔呼氣，把水擤出來，這樣可以清除鼻腔裡的鼻水、花粉和污垢。多重複幾次這個過程。等清潔完一邊的鼻孔後，更換乾淨的水，再清洗另一邊。

若想要同時清洗眼睛和鼻子，別忘了清洗時都要換乾淨的水。

❸ 盡可能避免接觸花粉

盡量不要到戶外運動，尤其是杉樹和檜樹較多的地方。如果非去不可，也該配戴具有阻擋花粉功能的專用口罩和護目鏡，或使用鼻塞，盡量減少身體暴露在花粉中的部位。

在使用預防花粉症的這些工具前，記得確認鬆緊度和貼合度是否正常。

多做能活動髖關節的伸展操

春寒料峭，人們的身體通常也都還感到僵硬、不靈活。不論是覺得下半身僵硬還是肩頸僵硬，都應該做能**放鬆「髖關節」的伸展操**。

這是因為在冬季，寒冷會使我們的身體蜷縮，走路的步幅也會變窄。加上日照時間減少，「陰」的能量增強，**導致「氣」持續積聚於腳底**。

因此到了春季，尤其在冬季剛結束的二月，應該充分活動髖關節，讓氣能順暢地循環全身。

漢方醫學的經筋理論認為，人類全身的肌肉都是相互連動的。透過伸展操舒展髖關節，能讓骨盆回到正確的位置，緩解下半身的僵硬。此外，也有助於改善身體其他部位的緊繃問題，包括肩頸僵硬，進而讓全身肌肉充分協調運作。

早點起床，享受10分鐘的日光浴

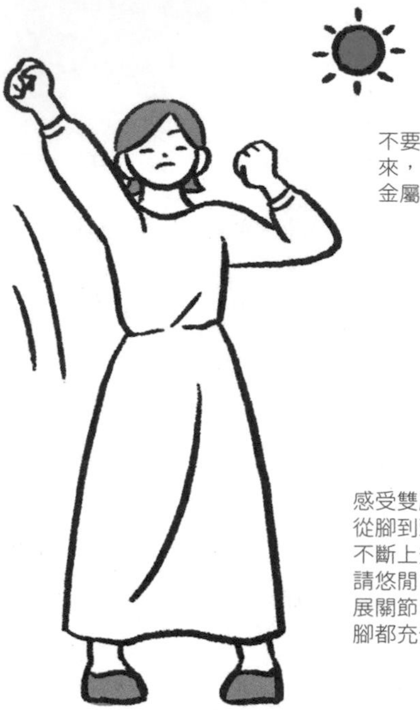
不要把頭髮綁起來，也不要配戴金屬首飾！
感受雙腳踩在地上時，從腳到頭穿過身體中心不斷上升的能量。請悠閒自在地散步，伸展關節，讓身體從頭到腳都充分活動。

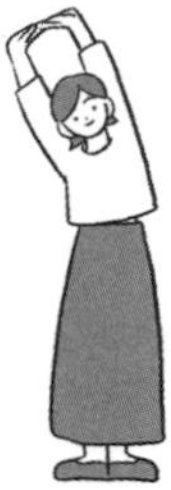

天氣冷時，早上人們很容易賴床。雖然充足的睡眠對身體有益，但進入春天後，就該好好曬太陽。這個禮拜請稍微加油，讓自己早點起床，享受早晨的日光浴吧。

如果能成功早起，要記得稱讚自己。另外在做晨光浴時，要盡量伸展身體。

這時**不要把頭髮綁起來，維持自然狀態**，這樣可以使氣血更通暢，亦即生命能量更容易在體內流動。基於相同的理由，也**不要使用髮夾，或配戴項鍊和耳環等金屬首飾**。讓最「樸實」的自己，吸收太陽的能量。

即使起床後再怎麼缺乏動力，只要沐浴在朝陽下，自然就會幹勁十足，大家不妨試試。

做晨光浴至少要十分鐘，若情況許可，能夠延長時間更好，這樣能吸收更多來自陽光的能量。

利用早晨舒緩筋骨、散散步，相信大家一定都能透過做這樣的晨光浴，感受改變後煥然一新的自己。

2月 第1週 休息

稱讚早睡早起的自己

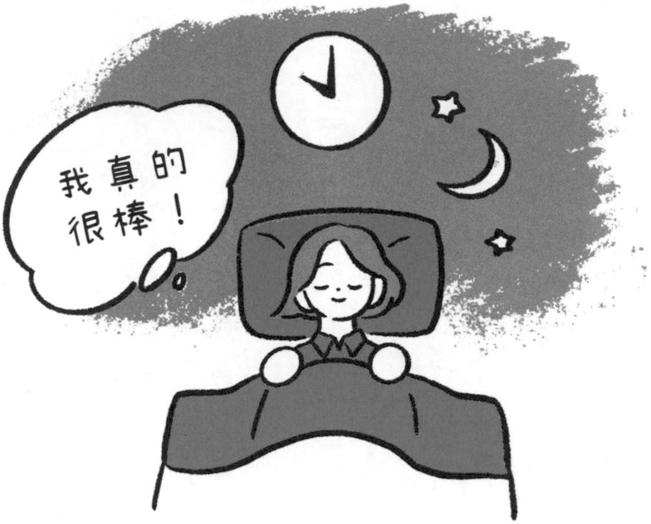

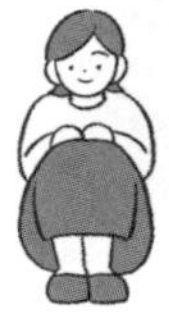

春天初期是身體「發芽」的力量甦醒的時候。正如「寝る子は育つ」（睡得好的孩子長得好）這句日本諺語所說，確保充足的睡眠，能提高生長發育的能量。

儘管**春天應盡量早起**，但如果為了早起而造成睡眠不足，那就本末倒置了。應該是為了睡飽睡好，而早點上床睡覺。

只要有充足的睡眠，晨起後做個日光浴，就能調整好身體的生物時鐘。理想的狀態是，**晚上十點前就去躺床**。

這週沒有為了「休息」而需要特別做的事情，希望大家晚上都能早點上床，睡個好覺，然後隔天精神飽滿地完成該做的事。

當提不起勁，缺乏動力時，可以自我鼓勵說：「加油！就算困難重重，也要努力完成！」如果能比平常更早上床，也要微笑稱讚自己：「我真的很棒喔！」

用製作「元氣彈」的姿勢吸收太陽能量

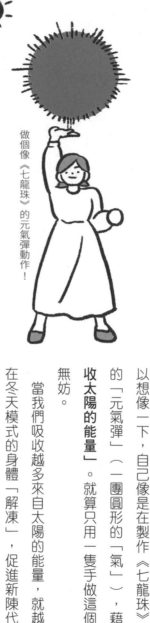

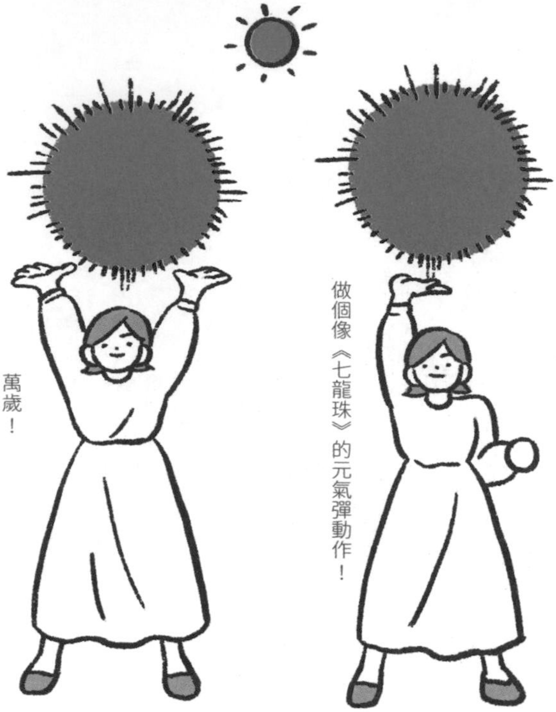

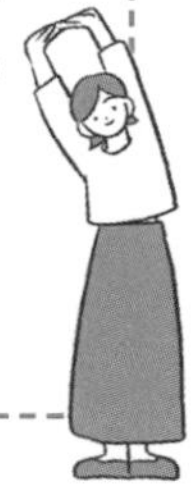

在第二週，繼續從「太陽」獲取能量吧。太陽是地球上唯一「陽」的能量來源。

平常上班時，可以利用午餐時間走出辦公室。如果有時間，就高舉雙手，將手掌朝上，面向太陽。做這個日本人在喊「萬歲」的動作時，可以想像一下，自己像是在製作《七龍珠》漫畫裡的「元氣彈」（一團圓形的「氣」），藉此**「吸收太陽的能量」**。就算只用一隻手做這個動作也無妨。

當我們吸收越多來自太陽的能量，就越能讓處在冬天模式的身體「解凍」，促進新陳代謝，並提升自癒力。

另外，**曬太陽還具有幫助入睡的安眠效果**。在曬太陽時，大腦深處腦幹和中腦的部位，會分泌「血清素」這種物質。到了晚上，血清素則會轉變成能讓人一夜好眠的荷爾蒙——褪黑激素。

2月
第2週
休息

用輕斷食為身體大掃除

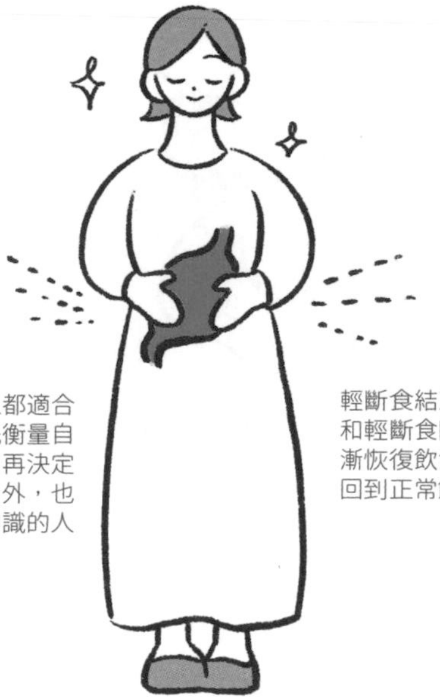

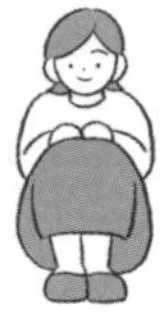

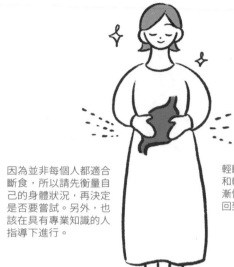

因為並非每個人都適合斷食，所以請先衡量自己的身體狀況，再決定是否要嘗試。另外，也該在具有專業知識的人指導下進行。

輕斷食結束後，要先花和輕斷食同樣的時間逐漸恢復飲食，之後才能回到正常飲食。

冬天時，因為我們會攝取較多高油脂的食物，在年底和過年這段期間，又經常有機會參加飲酒的社交聚會，所以到了春天，臟腑通常都處在相當疲倦的狀態。

因此，我建議不妨進行**一到三天的輕斷食**，讓胃休息一下，這樣可以調整臟腑的狀態，並做個體內大掃除。只要能克服空腹感，之後就能享受「身體淨化」的感覺。

在輕斷食的過程中，主要以**多喝白開水來補充水分。可以吃蘋果，但每一口至少都要咀嚼三十次**。原本就會飲用酵素的人，斷食期間可以繼續保持這個習慣。

執行輕斷食的前一天晚上，晚餐要吃少一點，以此來提醒身體要「準備開始斷食」了。**斷食後剛恢復的飲食以粥為佳**，像是米粥，或是加入豆類的豆粥也不錯。例如紅豆可排出體內多餘的水分，以及緩解紅腫和搔癢等症狀（濕熱體質）；而大豆則具有緩解胃和胰臟疲勞的作用。

做廣播體操 緩解關節的緊繃

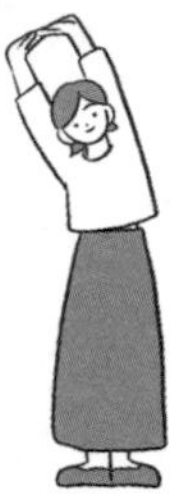

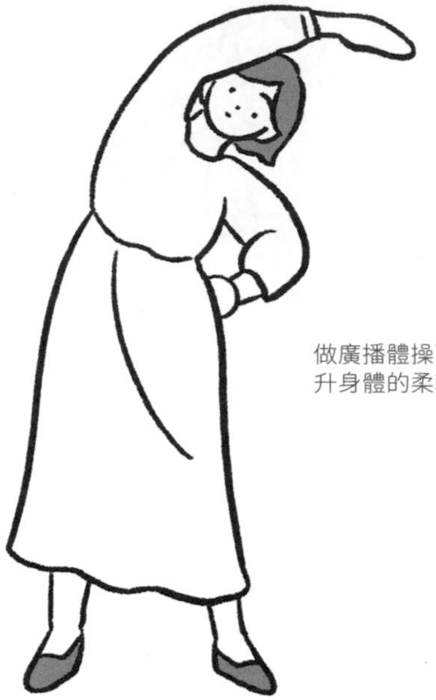

做廣播體操可以提升身體的柔軟度。

早晨的廣播體操對於從冬季逐漸甦醒的身體來說，是強度適中的活動。

做廣播體操的重點不在於鍛鍊肌肉，而是**側重伸展每個關節，緩解身體各部位的緊繃感**。只要把注意力多放在關節和身體各部位，就能比冬季增加更多的活動量，提升體能。

對於持續練習瑜伽、太極拳或做其他運動的人來說，可能會覺得廣播體操過於簡單，沒什麼挑戰性吧？那麼這類人在平常運動時，可以加強「我要伸展身體」的想法。

二月時雖然還很寒冷，但從漢方醫學的觀點而言，此時已經是春天。藉由做廣播體操，幫助身體迎接春季的來臨吧！

2月
第3週
休息

服裝以寬鬆為宜

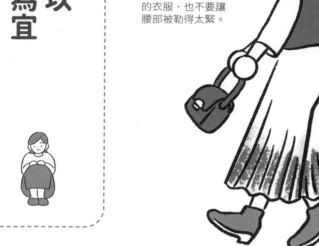

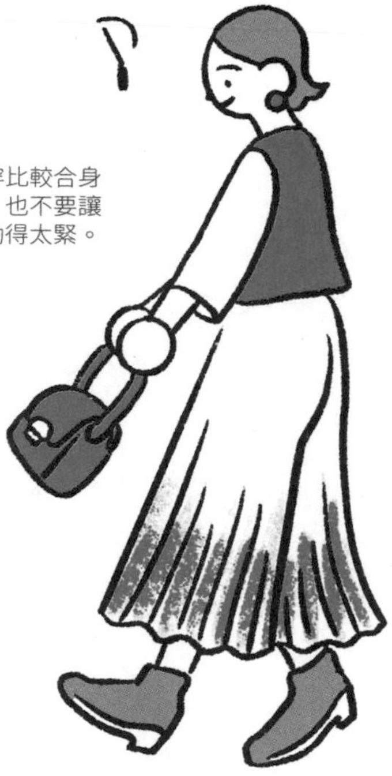

即使想穿比較合身的衣服，也不要讓腰部被勒得太緊。

寬鬆的連身裙、褲子，或是蓬蓬式的長裙，這類柔和風格的服裝是不錯的選擇。

春天時人們應該要多深呼吸，所以不適合穿太緊的衣服。在外出時穿著寬鬆的衣物，能讓**身體雖然在「活動」，但同時也能「放鬆休息」**。

要確認衣物的鬆緊度，可以先吸氣，再吐氣，如此進行幾次深呼吸。如果這樣做，不會覺得身上穿的衣服太緊，那就OK了。

外出時穿的內衣也不應過緊，或是緊身胸衣，如果能夠不穿的話就盡量避免。

家居服當然也要穿寬鬆的，尤其**下半身更要具有保暖功能**。但要注意，即使是溫暖材質的短褲，這時候穿還為時尚早。

如果怕冷，下半身可以多穿件褲子禦寒。若要加穿緊身褲，注意要選擇不會勒太緊的款式。

最後，這週別忘了稱讚自己「這星期表現得也很棒喔！」讓自己的身、心和服裝都「放鬆」吧！

放鬆髖關節的伸展操

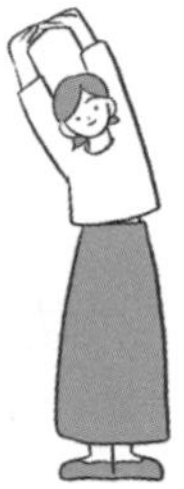

冬天嚴寒的天氣會使人走路的步幅變小，髖關節變僵硬，這時可以藉由伸展運動予以緩解。即使無法大幅度開腿的人也能完成圖中的動作，請大家先試試看。

〔髖關節伸展操〕

1

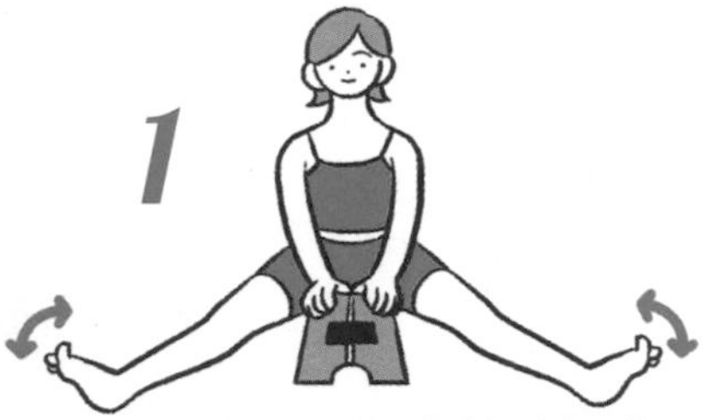

雙腳打開，翹起雙腳的大拇趾上下移動，這樣做可以讓髖關節放鬆。

2

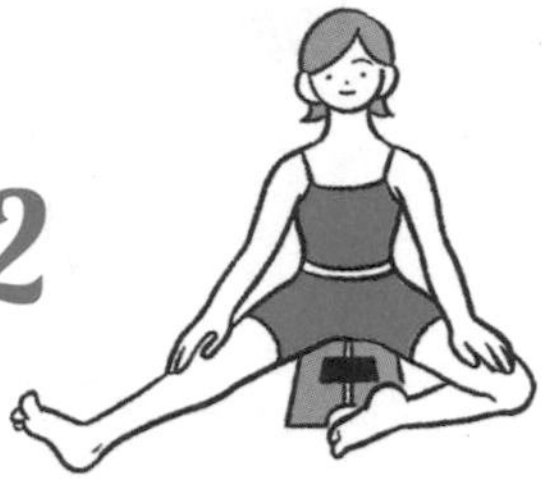

覺得做步驟1很吃力的人，可以先收起一隻腳，將另一隻腳伸直，並盡量延伸。上半身挺直，想像全身的體重都壓在骨盆上，然後伸展背部。另一隻腳也是如同上述的做法。

3

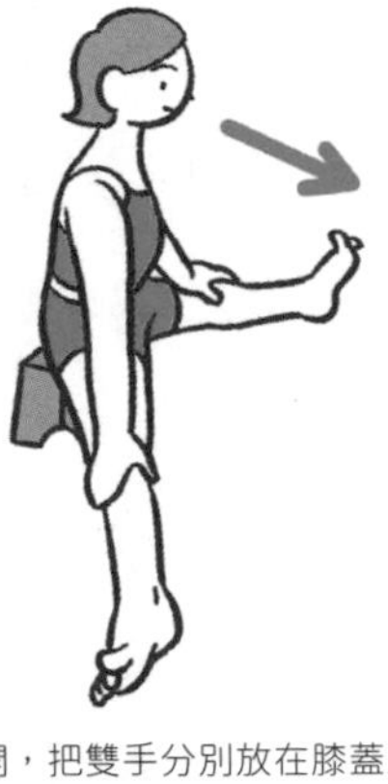

雙腳打開，把雙手分別放在膝蓋上，按壓十次。壓的時候上半身前傾，把身體的重量放在前方。

身體柔軟的人，可以用手碰觸腳趾或腳跟。

4

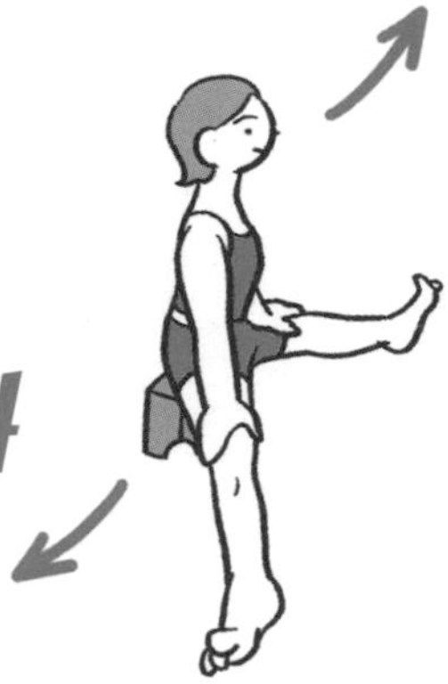

在雙腳張開、上半身坐直的狀態，將身體往斜上方延伸。讓上半身和下半身往相反方向拉伸，感受從髖關節到大腿後方的伸展。這個動作能增加身體的柔軟度和伸展性。

5

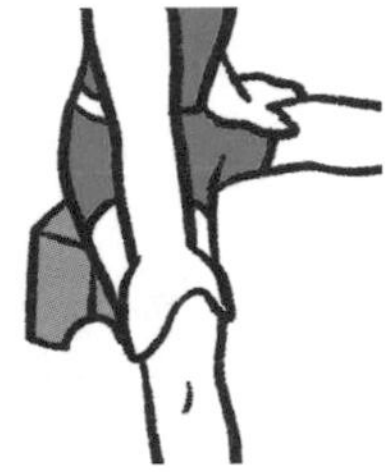

把雙手分別按壓於大腿上，大拇指在大腿內側略加用力。這個動作有助於伸展大腿內側的肌肉。

行有餘力的人，請維持這個姿勢，然後把雙手往上舉，藉此伸展上半身。

※身體較僵硬的人在做上述動作時，可以坐小一點的椅子或圓椅，執行起來會比較輕鬆。

※居家辦公的人也可以試著一邊工作，一邊做伸展操。

2月
第4週
休息

熱敷脖子、手腕和腳踝可預防感冒

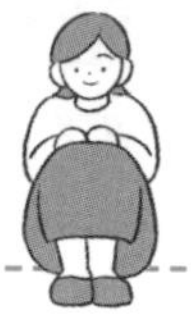

[預防感冒的穴位]

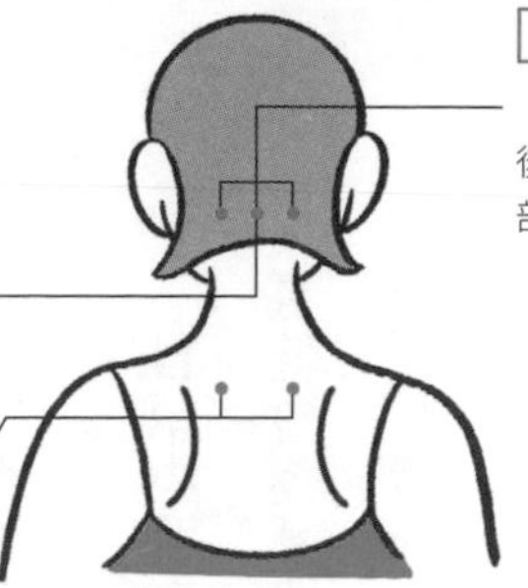

後腦勺下面，枕骨隆起部位的正下方。

與風府穴齊平，位於其左右兩側。

位於背部。低頭先找到頸部正後方突起的骨頭，然後往下數第 2 個凸起的骨頭，往外旁開兩指寬處即為穴位。

[熱毛巾的熱敷方法]

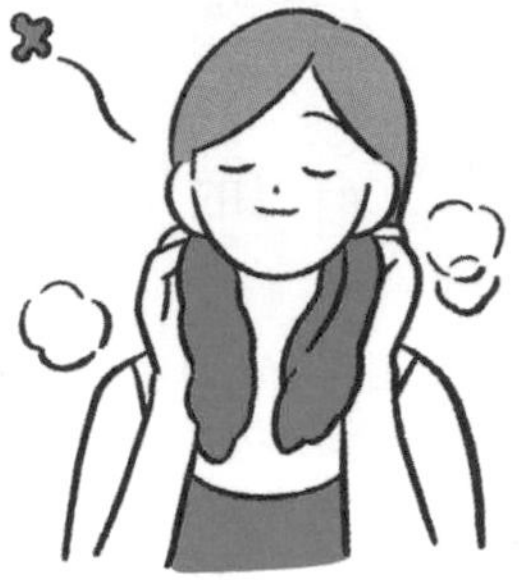
將熱毛巾敷放在穴位上 5 到 10 分鐘。
對於手較難碰到的地方，可以用乾毛巾包裹加熱過的毛巾，將毛巾弄成長條狀，會更容易使用。

風邪是指氣象中的「風」對人體造成的影響，例如出現頭痛、喉嚨痛、鼻塞、眼皮浮腫、頭暈等症狀（第34、35頁）。

為了預防風邪，當吹起「春一番[1]」時，可以用熱毛巾或暖水袋熱敷脖子、手腕和腳踝等處，其中又以熱敷脖子的效果最好，可以同時溫暖有助於預防感冒的穴位，如風門穴、風池穴和風府穴。以下介紹能**熱敷穴位的熱毛巾製作法**。

1 將毛巾浸於水裡，取出擰乾後，把毛巾對折三次，裝進可以微波加熱的保存袋裡。

2 用微波爐加熱時，如果只有一條毛巾，則加熱兩分鐘；如果有兩條，則加熱三分鐘（加熱時請先確認微波爐的瓦數）。另外，加熱時記得要打開保存袋的開口。

3 用乾毛巾包住保存袋，並確認保存袋裡的毛巾是否會超出袋子外，否則會燙傷。

1 譯註：每年立春過後，首次由南方吹向日本的強風。

三月 March

遠離強風，注意溫差

活動 50%

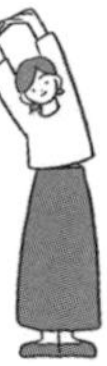

休息 50%

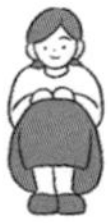

風大時不宜外出

日語中雖有「三寒四溫」[2]的說法，用來形容時序進入三月後，只要每下過一場雨，天氣就會逐漸變暖。話雖如此，但此時氣溫的波動仍大，因此還是要參考氣象預報的最低和最高溫穿衣。這個時期由於流行時尚會受到春天的影響，所以很容易感受到春的氣息。

三月要多留意颳風及氣溫的變化。尤其春季時，日本會吹起有「春一番」之稱的強風，暴露在這種強風中會覺得很冷。風速每秒增加一公尺，體感溫度就會降低一度，所以要留心北風對身體的影響。看氣象預報時，也要注意「風向／風速」的資訊。

在風大的日子時，不要勉強外出，應該好好待在家裡休息，等到風較弱的時候，再進行戶外活動。隨著春分將至，風就會逐漸減弱，所以三月的「活動」和「休息」可以各維持一半的比例。

有時也可回歸上個月的習慣

春天來臨時，雖然會使人體的「氣」開始上升，但一旦氣溫下降，「氣」也會隨之下沉。在溫差變化大的季節，我們要適應這種落差與起伏，並努力度過這段時期。

如果覺得疲憊，懶得動，表示你的身體仍停留在「暖車」的待機狀態，此時不妨重新檢視二月時活動及休息的習慣，找出適合自己的方式（哪怕只有一種也無妨），然後繼續執行。**尤其要好好曬太陽**。如果你還是覺得冷，要盡量避開風大的日子，在有陽光時再到戶外做做日光浴。

三月五日是二十四節氣中的「啓蟄」[3]，這時大地開始變暖，在地下冬眠的昆蟲會醒來，開始活動。在冬天時，人體積累在腿部的能量，於進入春季會開始上升，但如果肝氣

2 譯註：日語中的「三寒四溫」指的是，冬季或早春時節的天氣和氣溫，大致上會呈現「冷三天，接著暖四天」這樣的特性。
3 譯註：華語地區稱為「驚蟄」。

不足就容易腿痲或抽筋。調理肝氣的方法，請參考三月每週的習慣介紹。

三月二十日是春分，此時白天變長，時序正式進入春季。櫻花開始綻放，人們的心情也會變得愉快。此時也是舊年度的尾聲[4]，許多人會忙於工作或孩子的學校事宜，所以相當忙碌。雖然這段時間的社交活動以及要應付的事情著實不少，但應該盡量從容以對，不要過於緊張，這樣能減少疲勞，對身心健康都有益。

自我檢測身體狀況

春分大約在春季的中旬，原本在冬天冷到緊縮的身體也逐漸放鬆。此時可以自我檢測，看身體恢復到什麼程度。

❶ 肌力檢測

維持體育坐姿[5]五秒鐘後站起來。如果穿著鞋子，做這個動作會不方便，所以建議脫鞋打赤腳（或是穿防滑襪）。如果能順利起身，表示身體狀況沒問題。

如果站不起來，可以將雙腳略開至與肩同寬，再嘗試看看。

要是這樣還站不起來，就需要做些強化肌力的運動。建議可以利用「三分鐘刷牙時深蹲」的方式，如此就無須刻意找時間練習深蹲，還能邊刷牙邊做運動。

❷ 耐力檢測

在基礎代謝較低，能量消耗也較少的春天，是用來培養體力的好時機。

你可以挑戰「平躺抬腿運動」（第114頁）。從第一個到第四個動作都要做，第四個動作如果能夠堅持三十秒，就算達成目標了。能持續三分鐘的人，腹肌算相當強而有力。

如果第四個動作撐不到十秒，可以每天增加五秒，直到能持續三十秒。如果是能堅持十秒的人，也可以每天做三次，逐步強化腹肌的力量。

❸ 身上有沒有疼痛處？

身體健康的人，在春分時體內的新陳代謝會逐漸提高，所以身、心兩方面都會自然變得很有精神。此時開始要增加「活動」的比例，如果身體有任何部位感到不適，可以趁此機會進行調理。若是身體仍會覺得冷，那就表示體內還殘留冬天的寒氣，可以用熱毛巾熱

4 譯註：日本的會計年度、入學和就職都是從四月開始。
5 譯註：體育坐姿的日語為「体育座り」。這是一種臀部著地，併攏雙腿立起雙膝，然後用雙手抱住膝蓋的坐姿。

敷身體特別覺得冷的地方（第69頁）。

以上三個檢測項目，只要有一個項目沒有問題，身體狀況就算不錯，記得要稱讚自己一下！

除了進行上述的自我檢測外，若在一年內的健康檢查中有任何異常項目，要及早去醫院複檢。春天是一年的開始，希望大家都能利用這個機會，充分檢視自己的健康狀況。

喝溫水改善寒濕浮腫

補充水分是在春天維持身體健康最基本的做法，所以在三月仍要維持多喝水的習慣。喝水不但可以促進新陳代謝，還能提高身體的自癒力。若想消除疲勞，就要記得多喝水。

另外，你的腳是否會浮腫？日語中稱這種狀況為「寒濕浮腫」（冷えむくみ），原因是水腫和寒冷互相結合所致。有此困擾的人應該多喝溫水，以達到防寒水腫和提高代謝的效果。

不勉強自己地嘗試接觸新事物

這個月是適合接觸、發現和嘗試新事物的好時機。話雖如此，因為春天是應該放慢步調的季節，因此無論進行任何事，都要「輕鬆自在慢慢來」，如果嘗試後身心都覺得還不錯，就繼續維持。但如果行不通，也不用勉強自己，立刻停止吧。這麼做能讓自己在內心和時間上都更從容，以迎接其他新的挑戰機會。

如果你對很多事情都感興趣，卻不知道該從何處著手，也請放鬆心情思考。比如，假設現在你有三件想做的事情，在體力和時間允許的範圍內，都輕鬆地嘗試看看。你不必逐一開始，也可以同時進行。面對挑戰時，要保持彈性和靈活。

最後希望大家記住，因為三月時身體和心情可能都還未恢復到最佳狀態，所以做任何事都要以**「不會累垮自己」**為判斷的標準。

在床上也能做的晨間伸展操

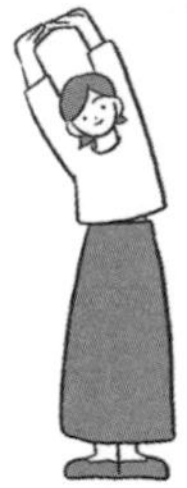

[起床時的伸展操]

1
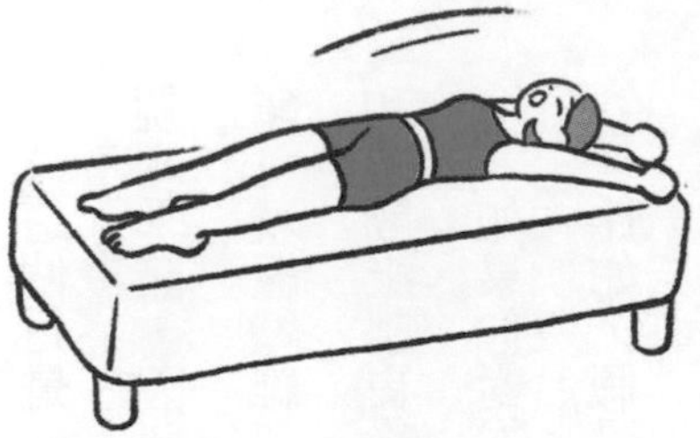
仰躺，伸展背部。

2
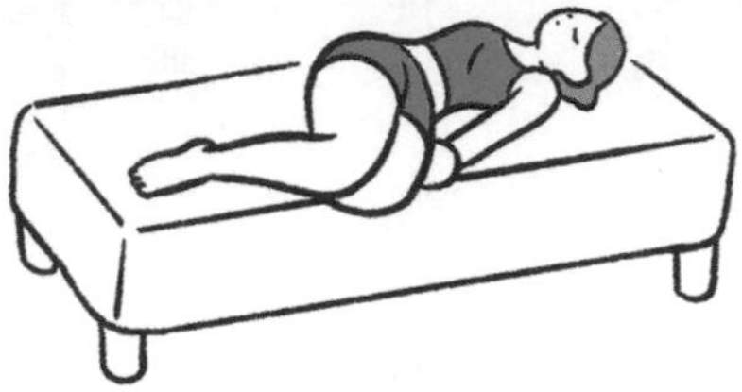
雙腿彎曲，膝蓋併攏，然後左右擺動10至30次。

3
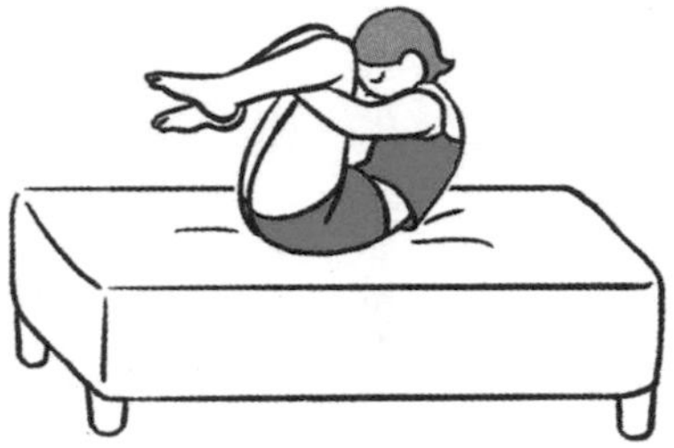
用雙手抱住膝蓋，以額頭碰觸膝蓋。如果碰不到膝蓋，改為下巴碰觸膝蓋亦可。

由於三月的第一個星期氣溫依然偏低，所以起床後就能立刻動起來的人應該不多吧！這一週就讓我們藉由「晨間伸展操」，也就是在醒來後還躺在床上時進行伸展操，幫身體逐漸進入活動狀態。

做起床伸展操，可以**讓氣血在體內流動，以愉快的心情展開新的一天**。如果在早上七點醒來，此時剛好是大腸經和胃經活躍（能量流動）的時候，不但會覺得早餐更加美味，排便也會順暢。此外，伸展操**還能預防腰痛和關節疼痛**。

早上會賴床的人，更該曬曬晨光。然而血壓較低的人，可能要花更多時間才能起床[6]。在這種情況下，即使只是讓自己朝透過窗簾縫隙照進屋內陽光的方向伸展，這樣做也是OK的。

當身體變得柔軟靈活，心情也會隨之愉快豁達，透過運動影響心理的好處還真不少。

6 譯註：身體在天亮後，會因為血壓上升，使交感神經受到刺激，因而啟動清醒的開關。但低血壓的人，自律神經較易失調，所以早上不太容易起床。

3月 第1週 休息

睡30分鐘的午覺，下午會更有活力

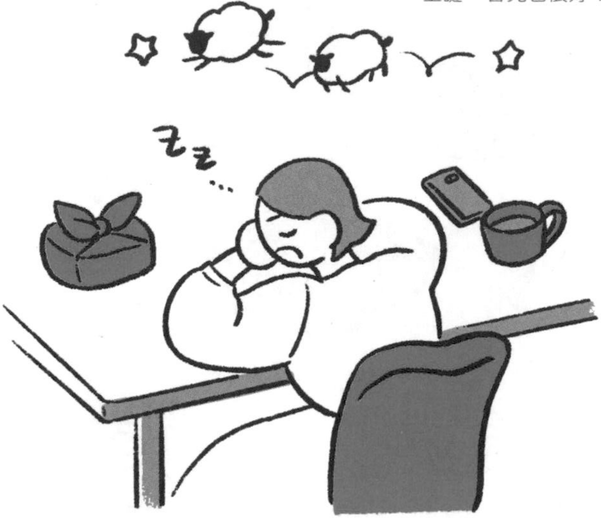

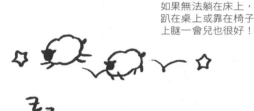

如果無法躺在床上，趴在桌上或靠在椅子上瞇一會兒也很好！

漢方醫學認為，眼睛、肌肉和肝臟之間有密切的關係（第28頁），而春季是**會對這三者帶來較大負擔**的季節。

因為春天的陽光比冬天更強烈，會增加眼睛的負擔。此外，隨著活動量的增加，對肌肉以及負責分配血液的肝臟也會產生負擔。

因此在吃完午餐後，最好睡大約三十分鐘的午覺。這樣不僅能讓眼睛和肌肉得到休息，**在一天血流最佳的時段讓大腦放鬆一下，能讓血液集中供應臟腑**（第30頁），有助於養護臟腑。

如果在家工作，可以在床上或沙發上躺著午休。睡午覺能恢復身體和大腦的能量，減輕心臟（第31頁）的負擔，在下午處理工作時會更得心應手。

即使只是短時間的午休，也能讓身體獲得足夠的休息。

喝「補藥菜」湯，讓身體活動更有力

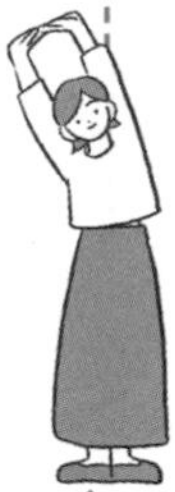

［ 補藥菜湯的製作方法 ］

把加熱過的大蒜和生薑，放入雞湯、豆腐、雞蛋與韭菜中，調味後即可完成。如果能使用雞骨熬製的高湯煮補藥菜湯，可以幫助因受寒而弱化的腎補充能量。
喝溫熱的湯除了能使身體感到溫暖，還可以緩解疲勞。

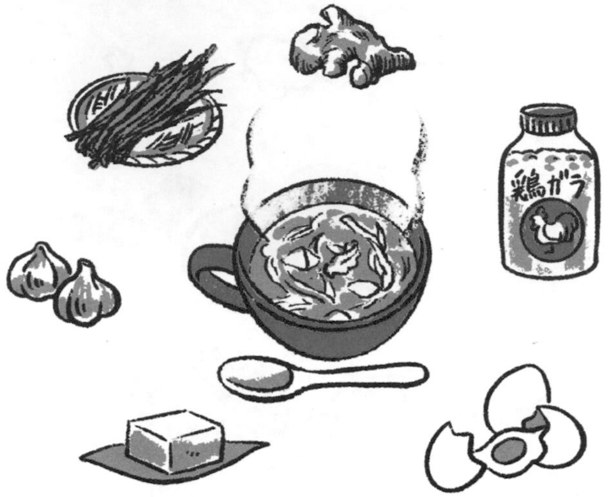

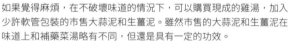

如果覺得麻煩，在不破壞味道的情況下，可以購買現成的雞湯，加入少許軟管包裝的市售大蒜泥和生薑泥。雖然市售的大蒜泥和生薑泥在味道上和補藥菜湯略有不同，但還是具有一定的功效。

為了保持精力充沛，就要借助「補藥菜」的力量。補藥菜是指**蔥**、**韭菜**、**大蒜**、**生薑**、**薤（蕗蕎）**等具有強力提升能量效果的食材。這些食材具有預防感冒、滋補強身和增強精力的價值，在現代仍被廣泛使用。

我推薦大家飲用由補藥菜製作的湯品。製作時無須使用上述提到的所有食材，可以根據每個人的喜好，即使只使用其中一種也可以。

補藥菜湯對**緩解身體寒冷也很有效**。補藥菜的「香氣」能夠消除疲勞，減輕肝的負擔，改善長期的寒性體質。

使用香氣，原本屬於秋天養生的一部分（第193頁），但在春季也可以採用秋天的養生法，也就是「相對季節（春⇕秋、夏⇕冬）」養生的方式，藉此改善慢性症狀。

之所以推薦大家喝溫熱的湯，其中一個原因是加熱可以凸顯「香氣」。另外，請避免生食、冷食和冷飲。

晚上睡不著，就聽喜歡的音樂吧！

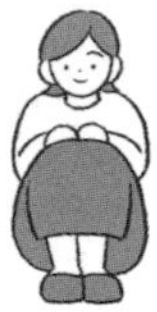

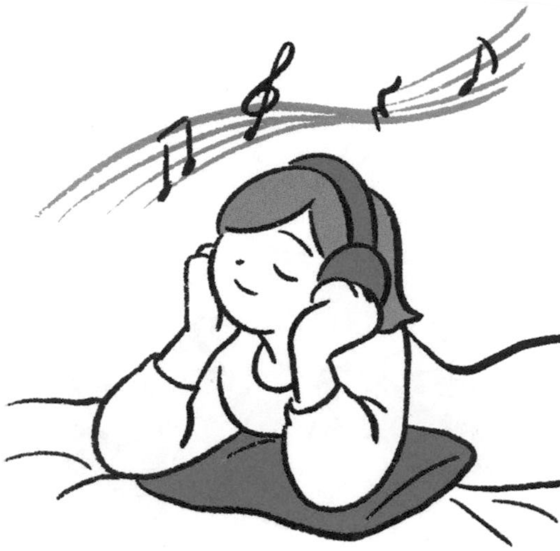

因為使用眼睛就會刺激大腦，所以不要觀看音樂視頻或影片，純粹用耳朵欣賞音樂即可。

所謂「先睡心，後睡眠」，意思是只有靜心，才有助於睡眠。睡前有心事、想事情，就容易焦慮、緊張、興奮，難以入睡。

三月隨著身心逐漸活躍，往往會變得興奮或忙碌，因此容易失眠。越是努力想睡著，反而更難入睡……相信不少人都有這種問題吧。碰到這種情形，我建議先不要擔心睡覺這件事，而要嘗試放鬆，讓心情平靜，這樣就可以了。

春天也被稱為「音樂的季節」（第178頁），我們可以在此時聽聽音樂，想像快樂的事。聽助眠音樂也是不錯的選擇，但若是覺得效果不佳，**也可以改聽自己喜歡的音樂，這麼做或許能更快睡著**。

能幫助入睡的音樂，不一定要選擇柔和的音樂。如果你喜歡重金屬音樂，那麼聽這類的音樂可能更容易幫自己進入夢鄉。

讓我們一起借用音樂的力量釋放腦中快樂的想像，放鬆心情吧。

讓人幹勁十足的「太衝踢」

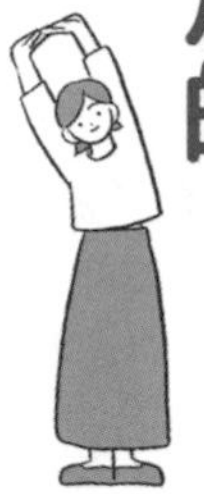

[能讓肝充滿元氣的穴位]

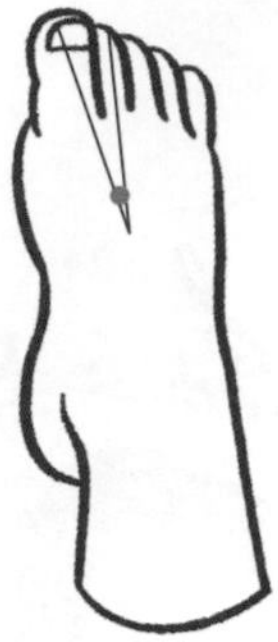

【太衝穴】
位於腳背，大拇趾和第二趾間的凹陷處。

[太衝踢]

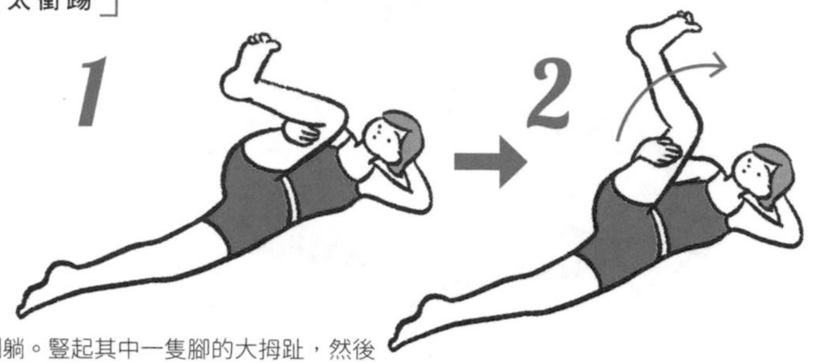

側躺。豎起其中一隻腳的大拇趾，然後抬起這隻腳。若不容易做到這個動作，也可以用手按壓住膝蓋後方予以輔助（豎起大拇趾能增強刺激效果）。

朝著天花板的方向踢腿，沒有踢的另一隻腳要彎曲或伸直都可以。然後再換另一隻腳進行同樣的動作。

這週我仍要介紹能在床上或被子上輕鬆完成的簡單運動，這個運動是利用「太衝穴」來增強肝臟的健康，還能提升髖關節的柔軟度，使下半身的肌肉更容易使力。

肝和眼睛之間有密切的關係（第28頁），「肝開竅於目」，因此肝的狀態會反映在視力上。如果一個人的肝功能良好，視力自然也不會差。

此外，肝也有「血液的儲藏室」之稱，當生理期經血不順、經血較稀，或經期遲遲未來時，可以做這個運動來改善上述狀況。

如果做了好幾次太衝踢後，依然提不起勁，可以配合動作喊出「嘿呦」或「訝」這樣的聲音，藉此鼓舞自己。

要是這樣做之後仍缺乏活力，可以用手指來按壓太衝穴，這是能改善精神渙散的速效穴位。

在按壓太衝穴時，可以同時在心中默念：「身體的能量，從下往上升吧！」藉此激發動力。

稱讚早睡早起的自己

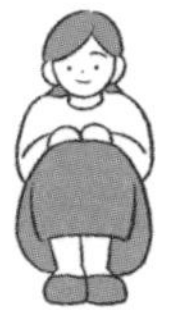

〔推薦的飲品〕

1 溫開水、水、半發酵茶：
能預防想吃重口味的食物，及抑制暴飲暴食的衝動。
半發酵茶在中國茶的分類裡屬於青茶，又叫烏龍茶，因為含有咖啡因，所以比較適合在上午飲用。另外，半發酵茶具有抗病毒和抗過敏的功效，還能幫助排便。知名的半發酵茶有大紅袍、凍頂烏龍茶、文山包種茶、鐵觀音、武夷岩茶、黃金桂、水仙及色種等。

2 用溫水和蜂蜜稀釋過的柑橘類果汁：
酸具有可幫助春季養肝的重要功能。

3 紅棗湯：
可以將 1 至 2 顆乾燥的紅棗加入上述第 ***1*** 或第 ***2*** 項飲品內飲用。
另外，「柑橘類＋蜂蜜＋紅棗」所製成的飲料，也是春季飲品的首選。

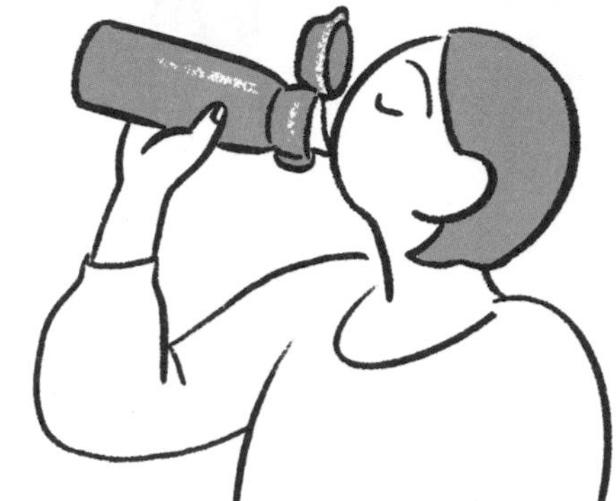

為了能隨時補充水分，建議可以隨身攜帶水壺。**至少每個小時要喝一次水，這是補充水分的最低限度**。

除了水，也可以裝自己喜歡的飲料。但要注意，因為咖啡因具有利尿作用，所以喝含咖啡因的飲料要選擇合適的時間，並避免長時間飲用。

在這個月份，如果喝太多冷飲會使身體變冷，尤其是身體某些部位原本就容易覺得冷的人，喝冷飲更會讓情況惡化，因此應盡可能選擇溫暖的飲品。

如果想要減重瘦身，建議可以喝**溫開水**、**水或是半發酵茶**。這些飲品可以幫助我們重置味覺，防止渴望食用高鹽和高糖的重口味食物，抑制暴飲暴食的衝動。對於想要增重或強化體力的人，則**可以將柑橘類果汁加入溫水和蜂蜜飲用**，這款飲品不僅美味好喝，還能活化肝功能。

此外，對於想要解決生理不調、增加女性荷爾蒙的人，喝**紅棗湯**就對了。

戶外運動 預防夏日體寒

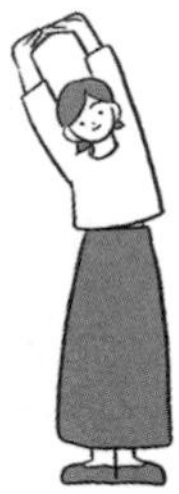

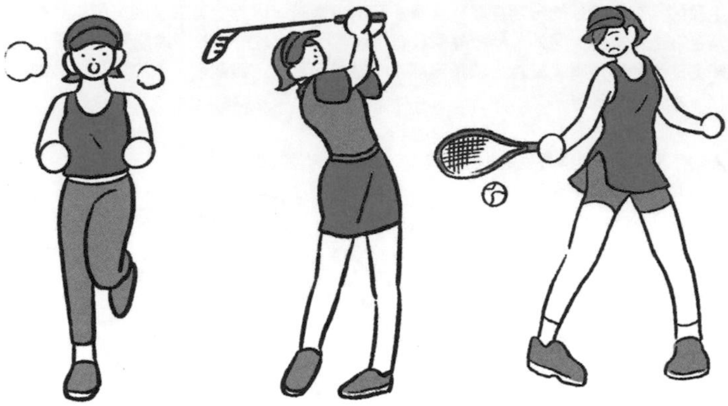

除了一個人跑步外，約朋友去打打高爾夫球或網球也不錯。

春天的太陽是一年陽氣能量之源。如果在夏天也會覺得冷的人（包括吹冷氣在內），從過了三月春分到四月這段期間，就應該開始在戶外做運動，以充分吸收太陽的能量。**想在夏天治好「夏日體寒」這種慢性問題並不容易**，所以有這種困擾的人，應該要超前部署。

春天是適合從事輕度運動的季節，基本上做任何運動都不錯，如果能在陽光下進行，那就更好了。

例如跑步就是個不錯的選擇，另外像打高爾夫球、網球、棒球，或是在公園打羽球或玩飛盤等，也是很好的選項。

如果你的家人或朋友有容易怕冷的人，不妨約他們一起到戶外運動，這樣不但比獨自運動更有趣，也因為有同伴相互激勵而更容易堅持下去。

對於長時間缺乏運動的人，春天也是重新培養運動習慣的絕佳季節。

吃肝補肝，並解決春天怕冷的困擾

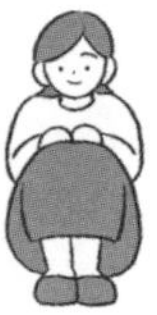

［可以提升能量的食物］

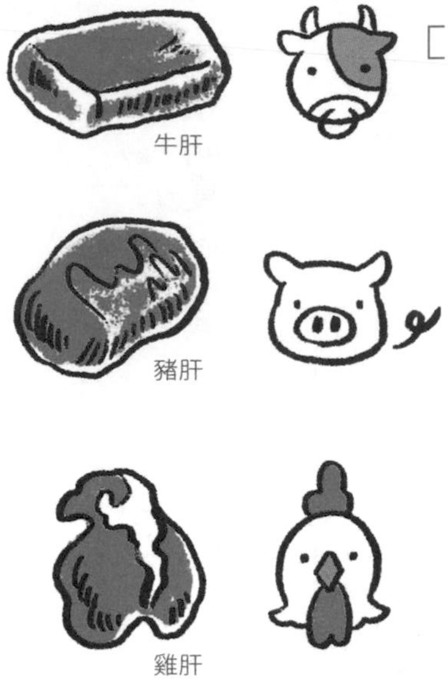

除了肝臟之外，富含熱量的高卡路里食物和高蛋白食物也能增強免疫力。綠色蔬菜炒肉、火鍋和涮豬肉等，都是不錯的養生食物。

中國的藥膳裡有**「同物同治／以形補形」的概念**，所以會食用**不同動物的肝臟來補肝**。在中國，豬肝是很受歡迎的食材，和蔬菜一起食用是絕配，例如可以與能提升免疫力的大蒜一起炒豬肝。如果覺得調味太麻煩，也可以只用蠔油。

如果肝血充足，不但視力清晰，肌肉的活動能力會變好，活力自然也會隨之提升。（第80頁）

但需要注意，如果吃太多肝臟類的食物，身體會處於過度活躍的興奮狀態，反而造成負擔。漢方醫學強調「中庸」，亦即「保持適度、剛剛好」最重要。

午餐吃內臟類食物，一整天都會精力充沛（如果早餐食用，對人體負擔較大）。當然，當晚餐也是沒問題的。

不喜歡肝臟味道的人，在烹調時可以試試炒生薑。因為生薑在加熱後，成分裡的薑辣素就會轉變為薑烯酚，讓身體暖和。所以從冬天到春天的這段期間，我很推薦大家吃生薑炒肝。

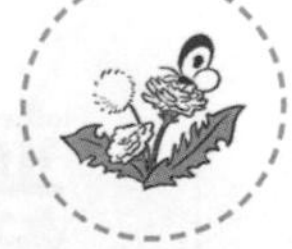

四月 April

活動 60%

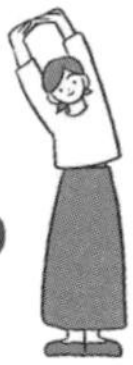

休息 40%

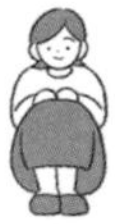

延續春天的生活方式，準備迎接夏天的來臨

預防夏季虛寒

四月是一年中氣候最穩定，也是春季最宜人的時候。一旦進入四月，身體「活動」的比例要上調至60％，**和二、三月相比，可以增加外出的日子**。此外，**不僅要讓身體動起來，也要略微提高活動強度，做會稍微流汗的運動**。

另一方面，因為四月「休息」的時間比例仍有40％，所以倒無須過於勉強自己。這個月還可能出現「晚霜」或「遲雪」的現象，所以四月初有時仍會很冷。在比較寒冷的日子，如果提不起勁做事，那就好好休息吧。

進入春分的節氣（大約是三月二十日至四月三日），晝夜幾乎等長，人體也應與日照時間的陰陽平衡互相呼應，在身體與心靈也保持陰陽平衡的理想狀態。

此時要特別注意身體的寒冷問題。冬季因為天寒，會增加體內的陰氣。如果到了春季仍無法消除體內的寒氣，就會導致陰陽失衡，這也是造成「寒性體質」的原因。**夏天仍覺得冷的人，應該在春季預先採取能減輕體寒的因應措施。**

四月怕冷的人，可能會出現感冒、疲勞、生理期延遲、生理痛等諸多問題。想解決體寒，就要好好調養肝。所謂「疏肝理氣」，就是疏通肝氣，讓全身的氣能運行順暢。

春季時，要讓冬天匯聚於腳部的氣向上升發，最終順利到達頭部。具體做法我會在四月每週身體的「活動」和「休息」的習慣中詳細說明。另外，我還要請大家繼續飲用三月介紹過具有強大提升能量效果的「補藥菜」湯（第78頁）。

四月後半期為二十四節氣中的「穀雨」（大約是四月二十日至五月四日），此時氣溫會急劇上升。近幾年每到接近黃金週[7]連假時，天氣就已經和夏天沒兩樣了。因此在四

7 譯註：日本的黃金週是指從四月底到五月初，為期約一週的連續假期。

月，雖然吸收太陽的能量很重要，但也要開始進行紫外線的防護。漢方醫學的健康要訣，在於**提早針對季節和氣候的變化採取應對方式，在吸收自然界能量的同時，盡可能降低對身體的傷害**。

膽氣充足，就能擁有超強決斷力

四月時身體狀況良好的人，會感覺肝臟以及與之互為表裡的膽（第30頁），都逐漸調整到理想狀態。

日語中的「膽力」是指「有膽量、有勇氣」。膽主決斷，是指膽在精神意識思維活動中，具有對事務進行判斷、做出決定的機能，所以一個人只要膽的功能強健，膽氣充足，通常也擁有**絕佳的決斷力**。相對地，膽氣虛弱的人，則容易受驚、猶豫不決。所以膽如果保養不好，會比較優柔寡斷，也容易罹患憂鬱症。

當你覺得身體狀況極佳，就該利用此時的決斷能力，勇敢果斷放棄那些執行起來不太順利，或讓你壓力爆棚的事。唯有按下暫停鍵，我們才能看清哪些是對自己真正重要的事情，進而另闢蹊徑，或發現更好的轉機。

四月是適合調理肝和膽的時節，但注意不要做過多決定。因為如前面所提，「膽主決斷」，而「肝主謀略」，所以肝膽必須共同合作，才能做出最好的謀略決斷。若是肝膽功能受損，頭腦就會一片混亂。而四月也是個蘊含生機、可能會不斷出現新事物的時期，容易壓力大，使肝膽疲勞。調理肝膽功能的方法，請參考第78頁、第83頁、第210頁的習慣說明。

讓壞心情隨眼淚流走，找回堅強的自己

四月雖然是適合動起來的時節，但在展開新生活的這段期間，睡眠也可能變得不穩定，容易因睡眠不足而導致煩躁或易怒。這是因為身體及心理都還未適應春天氣候和環境的變化所致。

尤其是「氣滯」體質的人，因為原本體內的氣就運行不暢，會停滯或阻塞於身體某個部位，所以更要注意前面提到的各種不適症狀。氣滯的人多半長期處於壓力狀態，容易神經緊張，情緒低落（第40頁）。

犧牲睡眠去做其他事情是最NG的行為。尤其對於壓力山大的人來說，更該積極養成「休息」的習慣，而首要之務就是增加睡眠時間。

當你感到焦躁時，可以藉由大笑或哭泣的方式重整心情。此外，和朋友或家人聊些輕

鬆愉快的話題，或是觀看幽默的喜劇節目，都可以緩解情緒，獲得慰藉。

當你覺得情緒煩躁時，馬上去看部電影、電視節目或Youtube的影片，即時轉換一下心情吧！

事實上，哭泣能有效消除焦躁。建議可以觀看在文案上宣稱「全美國都感動得哭了」或「讓人淚腺崩壞」的超催淚電影，悲傷的劇情會令我們難以自制地對劇中人物產生共情，引發「我真的好累」的感受，然後藉由放聲大哭，會讓心情輕鬆不少。儘管這麼做像是讓自己沉浸在悲傷中，但想調適心情時，不要抗拒流淚。

頭及臉部容易發熱

四月依然是容易颳強風的月份。我在二月的第四週曾提到，吹到冷風，臉部會出現受到「風邪」影響的症狀。

因為風具有「輕盈容易上升」的性質，可能會對人的頭部和臉部造成問題，像頭痛、喉嚨痛、鼻塞、眼瞼浮腫、暈眩等症狀。

四月的下半月是從春季過渡到初夏的時期，除了感冒，還容易遭**「暑邪」入侵**（第34、35頁），也就是受到「天氣炎熱」的影響。

暑，是盛夏的火氣，具有酷熱的特性，而火氣具有上升的屬性，所以最容易侵犯人體的上部。

當體內熱氣上升，**臉部和頭部就容易出現因熱所引起的症狀**，例如顏面神經痛、顏面麻痺、偏頭痛、耳鳴、暈眩、眼睛充血以及乾眼等。

各位可藉由本月第四週介紹休息習慣的「穴位護理」，提前預防可能出現的健康問題。

四月充滿新的契機與可能性，與人互動交談的機會也會增加。解決頭部和臉部發熱的問題，讓臉部感覺清爽舒適，讓自己隨時看起來都美美的吧！

外出使用陽傘和墨鏡，預防紫外線

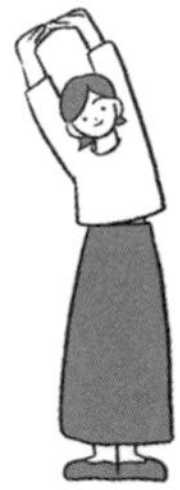

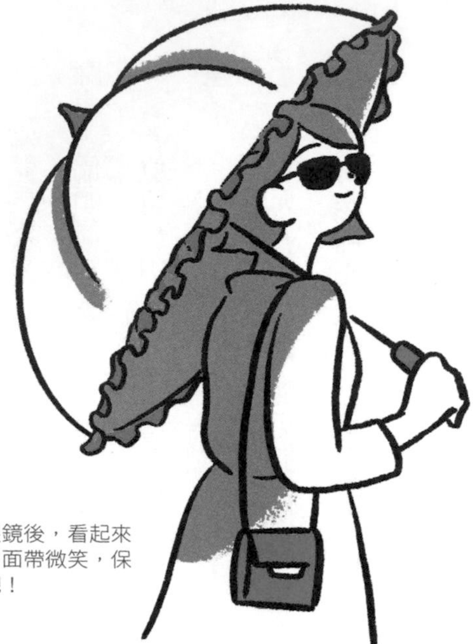

戴上太陽眼鏡後，看起來更有型了！面帶微笑，保持好心情吧！

清明（約四月五日至十九日）時節，世間萬物都顯得清新且蓬勃有生氣。

這段日子大多為晴天，陽光燦爛，我們的視野也會隨之變得明亮開闊。

但也因為如此，除了皮膚之外，眼睛也容易被曬傷，所以外出時別忘了做好眼部的保護措施。只要眼睛疲勞，頭也會變得容易感到疲累和疼痛。

特別是在早晨和中午前後陽光強烈的時候，由於陽光的入射角度會讓人更覺刺眼，外出時請記得戴上墨鏡，讓眼睛獲得適度的保護。

春天的陽光紫外線指數會增加，即使只是在路上走走或到屋外曬衣服，都要做好防曬。除了擦防曬油，也可以開始使用陽傘。

另外，選擇穿有抗紫外線（抗UV）機能的衣服或內衣，也是不錯的防曬方式。

4月
第1週
休息

按壓睛明穴，療癒眼和心

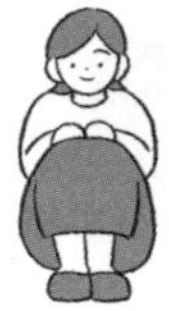

［安定身心的穴位］

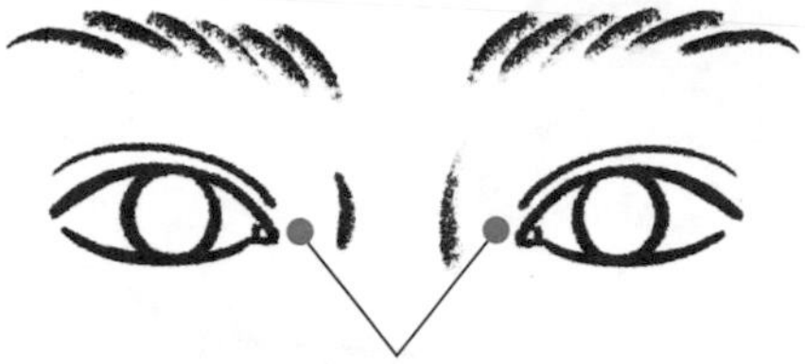

【睛明穴】
內眼角略上方凹陷處

［穴位按壓法］

用無名指輕輕按壓數秒。

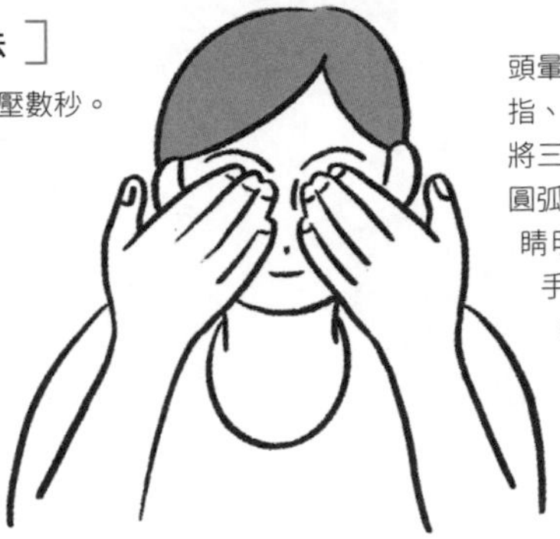

頭暈的人可以同時用食指、中指和無名指。將三根手指併攏後略成圓弧形，把無名指放在睛明穴上，其餘兩根手指放在眼瞼上，輕壓數秒。

四月處在新環境時，容易讓人感到緊張。再加上近幾年受到氣候異常的影響，不少人的身心都可能不太舒服。

在這個時期，要維持幾個能讓自己保持冷靜的日常習慣。其中一個是建議大家按壓有助於眼部健康的「睛明穴」。日語中「睛明」的發音與二十四節氣中的「清明」相同，但字義是不同的，「睛」指的是「目」（眼睛），而「明」則有提高視力的意思。

只要輕輕按壓睛明穴數秒，**就能讓處於過度興奮狀態的身心穩定下來**。

按壓睛明穴會引起感壓反射[1]，降低血壓和眼壓。但如果過度按壓，反而可能導致血壓過低而頭暈。由於睛明穴的刺激力強大，對於體質較敏感的人，只要碰觸也能產生效果。

1 譯註：體內生命徵象的恆定機制，藉由神經傳遞物質調控自主神經，進而改變血管平滑肌的收縮與放鬆以及心臟功能，以確保體內的血壓長時間維持在穩定的區間，不會產生過大的波動。

多吃綠色蔬菜，攝取葉綠素

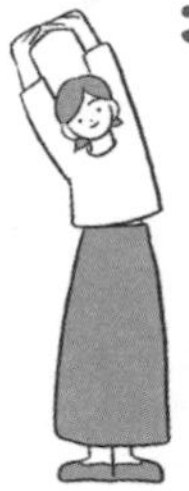

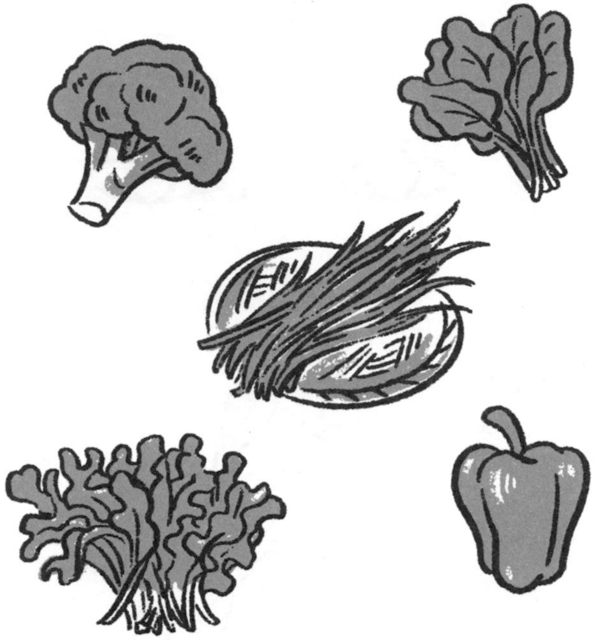

菠菜、韭菜、青椒、茼蒿、綠花椰菜等綠色蔬菜中富含的葉綠素，對人體相當有益。

為了保持健康的活力，春天應該多吃菠菜、韭菜、青椒、茼蒿、綠花椰菜等綠色蔬菜。例如用菠菜或綠花椰菜做蔬菜濃湯，或是韭菜炒蛋。

近年來，人們開始關注植物為了保護自己而產生的色素，即「植化素」。這是天然的化學物質，因為對健康有正面的影響，因而備受矚目。

植化素是植物生長的必要元素，也是植物顏色和香味的來源。例如綠色蔬菜的植化素稱為「葉綠素」，存在植物細胞的葉綠體中。葉綠素會吸收太陽光能，使二氧化碳和從植物根部吸收的水分合成糖，此種反應過程稱為光合作用。

「糖」是地球上所有生物（包含人類在內）的基本能量來源。生物透過攝取由光合作用所產生的澱粉（糖），才得以維持生命。

葉綠素有助於**排出人體內膽固醇**、**戴奧辛等多餘物質**。此外，因為葉綠素和人類血液中的血紅素在構造上極為相似，可以提高帶氧量，並**促進血液循環和預防貧血**。

再簡單也無妨，但一定要吃早餐

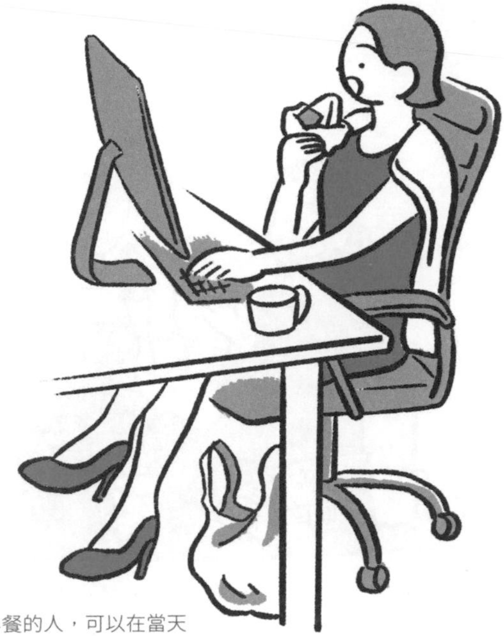

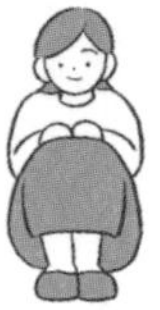

沒時間準備早餐的人，可以在當天早上到公司之前，先去超市、早餐店或便利商店買個早餐。

越忙碌的日子，我們越需要讓身、心和大腦都處於最佳狀態，火力全開。所以要為自己保留「休息」的時間，好好吃一頓健康的早餐，進而為「活動」做最佳準備。

如果早上出門前總是匆匆忙忙沒有時間，或已知隔天會非常忙碌，請在前一天晚上先準備好早餐，或是提前幾天先做一些餐點備用。

早餐可以喝湯（如：味噌湯），或是事先把咖哩和燉菜分成一餐的分量，然後放入冰箱裡變成冷凍或半冷凍的成品，這也是不錯的方法。

如果是想到公司再吃早餐的人，可以把自己做的湯裝進保溫瓶裡，等進辦公室再好好享用。

無論採取哪一種方式，**哪怕只有短短的時間也無妨，能好好享用早餐最重要**。在吃完早餐後，別忘了稱讚和感謝自己，因為我們在忙碌的早晨先預做準備，所以能夠吃到早餐。

「感謝我自己！托自己的福，今天也要努力工作！」

補充能量，到戶外野餐吧！

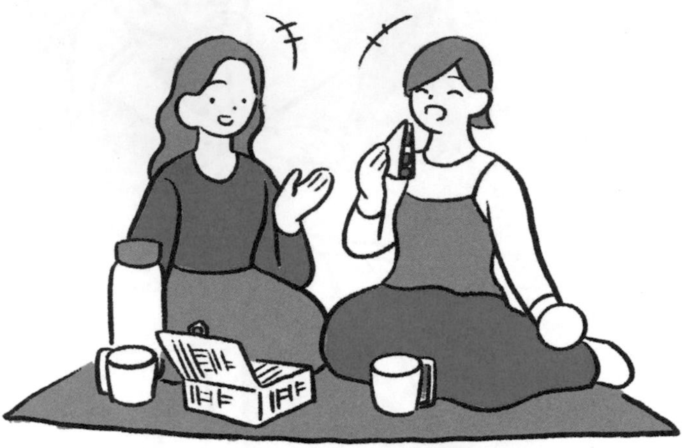

在做好防曬措施的前提下，盡可能在戶外待久一點，以吸收太陽的能量。

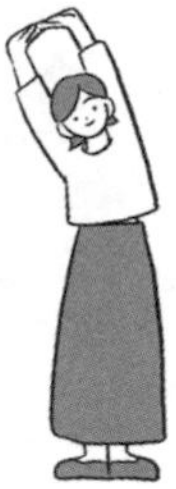

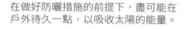

和家人、朋友一起到公園或郊外野餐吧！

二、三月時因為氣溫還很低，人們會盡量減少待在戶外的時間。但到了四月第三週，天氣已經很適合長時間進行戶外活動，而且此時杉樹的花粉也開始減少。

如果天氣夠暖和，也可以穿短袖出遊。

因為戶外活動會消耗能量，所以我們可以在途中**補充營養，提高身體的新陳代謝**。

如果覺得自己做便當太麻煩，現在正好是草莓最美味的季節，可以買些像水果三明治這類方便食用的食物，富含維生素的新鮮果汁或果昔也是不錯的選擇。

然而在氣溫較低的日子裡，因為喝果汁或果昔可能會讓身體變冷，怕冷的人最好還是先忌口（第38頁）。

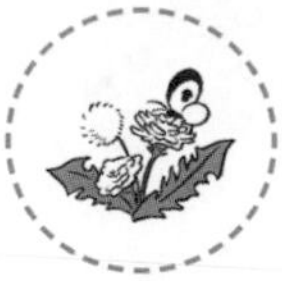

用花裝飾房間，提升能量和運氣

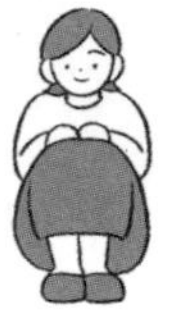

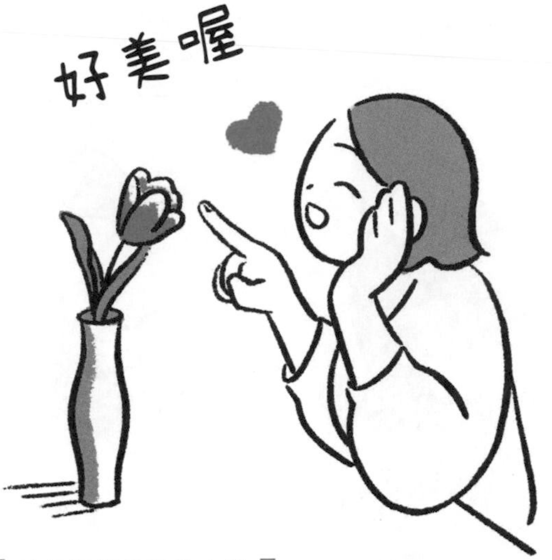

〔延長觀賞花期的方法〕

把花放進花瓶前，先把莖的切口浸泡在水中，然後用剪刀斜切。
接著用打火機將切口略微燒至淺黑色。這樣做可以讓切口變乾，
提升花莖的吸水能力。
每天以此法處理，能讓鮮花綻放更持久。

春天是百花盛開的時節，我們有很多機會能接觸到各式各樣美麗的花朵。如果找到自己喜歡的花，就把它們擺放在家中裝飾環境吧！正如日語中「以花養生（用花卉裝飾有助於養生）」和「花能風生水起（花能提升運勢）」這兩個詞彙所傳達的，只要用花裝飾，我們就能**從中獲得自然界的生命力**。

當我們在房間時，可以邊欣賞花朵，然後像和花朵說話，在心裡默念**「你好漂亮喔」、「你真美麗」**，當然，要說出聲來也可以。

你可以讚美花朵的特色，例如「花瓣的形狀真漂亮」或「花瓣的顏色好白喔」。花朵美麗芬芳，再加上誇讚的語句，能讓人心情愉悅，還能提升運勢喔。

用來裝飾的花朵，哪怕只有一朵也無妨。如果要多擺幾朵，選擇奇數（一、三、五、七、九）朵，比較容易取得平衡。較不擅長插花的人，大約選三種不同的花朵，會比較容易上手。

4月 第4週 活動

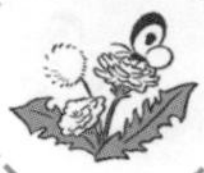

園藝與陶藝，能讓心情平靜

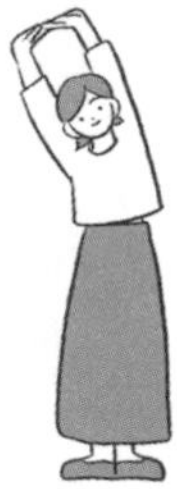

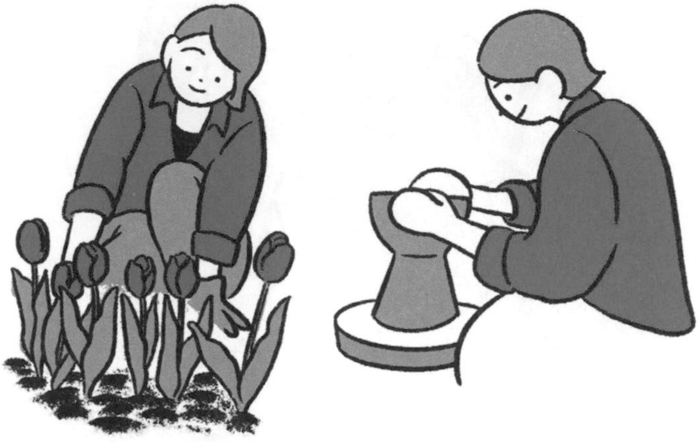

蒔花弄草和從事創作活動，都能讓你的世界變得更豐富多彩。

「穀雨（四月二十日至五月四日左右）是氣溫急遽上升的時期。與此同時，還會出現「五風十雨（五天吹風，十天下雨）」的天氣。

由於這種氣候相當有利於植物生長，所以「五風十雨」在日語中還有「安泰」或「平安順利」的意思。

此時的雨通常不會下很久，對人們來說也是相當舒適的時期。因為這段時間也是農作物播種的時節，所以很適合從事園藝工作，像是播種或移植幼苗。在太陽下動手翻土，栽種植物，能使人心情平靜，具有療癒力。

此外，這也是很適合學習陶藝的時節。製陶需要把濕潤的泥土塑形，如果對捏陶還不熟悉，長時間接觸濕土可能會讓手變冷。所以在這個天氣開始變暖和的時期，是挑戰陶藝的好時機。

解決臉部問題的特殊穴位保養

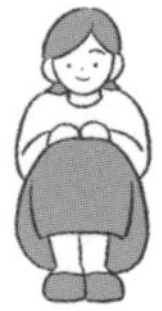

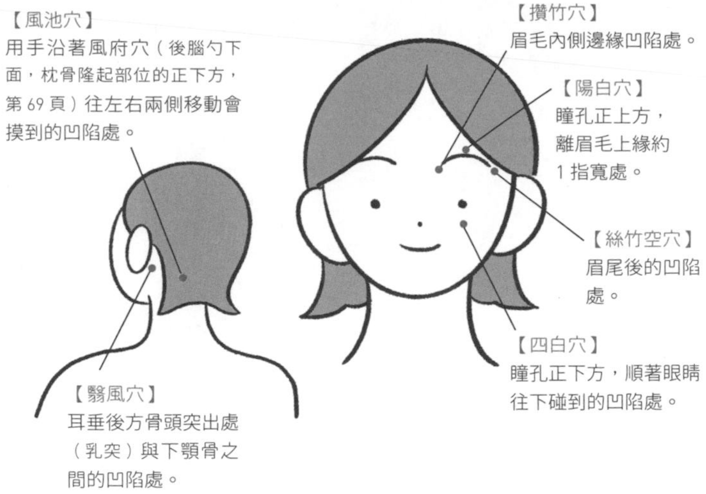
【風池穴】
用手沿著風府穴（後腦勺下面，枕骨隆起部位的正下方，第 69 頁）往左右兩側移動會摸到的凹陷處。
【翳風穴】
耳垂後方骨頭突出處（乳突）與下顎骨之間的凹陷處。
【攢竹穴】
眉毛內側邊緣凹陷處。
【陽白穴】
瞳孔正上方，離眉毛上緣約 1 指寬處。
【絲竹空穴】
眉尾後的凹陷處。
【四白穴】
瞳孔正下方，順著眼睛往下碰到的凹陷處。

藉由「二白二風二竹」的特殊穴位護理，能夠消除臉部多餘的熱氣，調整「氣」的運行，讓人感到清爽。

透過散熱，可以改善顏面神經痛、因花粉症引起的臉部過敏問題，以及眼睛充血等症狀。

［「二白二風二竹」特殊穴位保養］

1

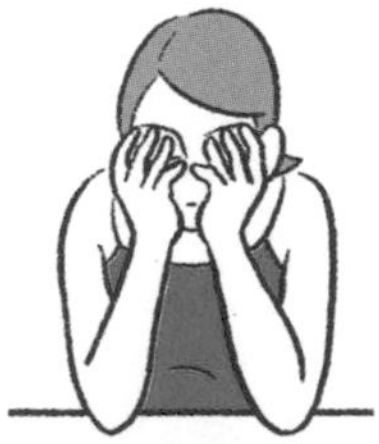

用食指按壓「絲竹空穴」，無名指按壓「攢竹穴」，並將中指放在眉毛中央。
將手肘撐在桌上，頭部的重量慢慢壓在手指上，然後做一次深呼吸。
如果行有餘力，請做三次深呼吸。

2

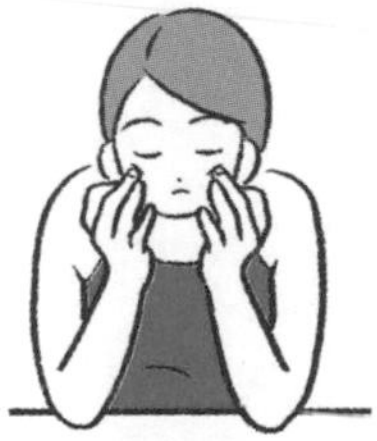

用雙手中指按壓「陽白穴」，然後深呼吸，將身體重量壓在手指上。
然後將中指沿著臉向下移動到「四白穴」，同樣進行深呼吸，並將身體重量壓在手指上。

3

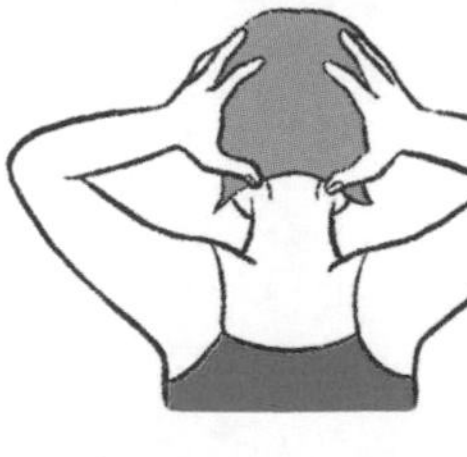

用雙手大拇指以旋轉畫圓的方式，輕輕按揉「風池穴」和「翳風穴」，直到覺得舒服為止。
其餘四指可以放在太陽穴與側腦輕輕撫觸。

這三個步驟可以根據自己的舒服程度多做幾次。
剛開始如果碰到較僵硬的部位，可能會覺得痛，但慢慢地，原本僵硬的地方就會舒緩，覺得比較舒服了。

·第三章·

調整心理狀態

夏天

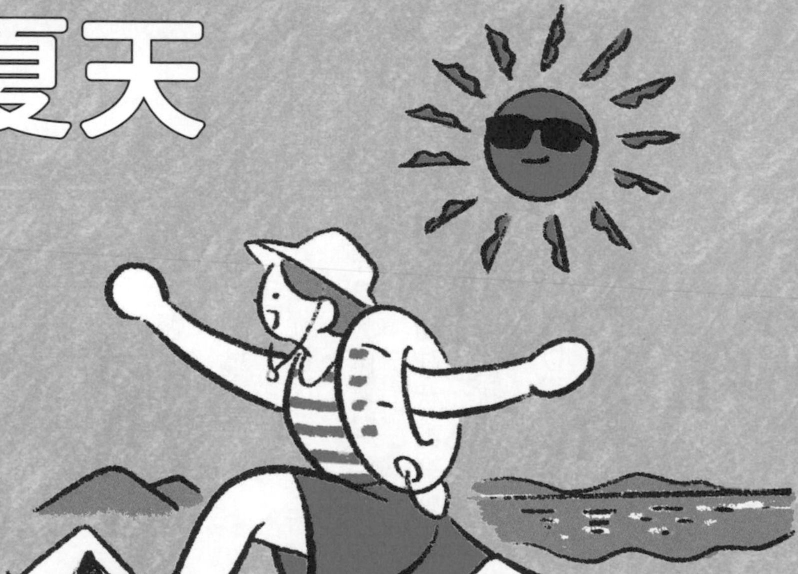

夏 Summer

5-7月

・調整心理狀態・

多多活動，好好放鬆

越熱越容易累！改善「夏日疲勞症候群」

一整年的「活動」習慣和「放鬆」習慣，是為了讓身體在夏天時可以能量全開。

從春天開始，新陳代謝便漸趨旺盛。待氣溫上升，進入酷熱的夏季，新陳代謝會變得更活躍（第20頁），這種狀態最適合動起來。

可以說，**夏天是一年中身體處在最佳狀況的季節。**

夏天是「生長（成長）」的季節。在自然界中，萬物會成長茁壯，植物會開出美麗的花朵，或結出豐碩的果實。天地之間的能量和陰陽之氣活躍地進行交流，陽氣會向外發散，我們的身心也都該表現出積極的活力。

如果身體處於良好的循環狀態，就無須過度擔心。但如果出於某種原因，讓身體「不協調」或「不能動」，就容易使人情緒低落，憂鬱沮喪，或是精力不足。

會出現上述的情形，原因和「心」的作用有關。在漢方醫學中，心負責推送全身的血液循環，負責主宰五臟六腑。此外，心還控制意識、思考、睡眠等精神活動，調控情緒，調整血壓，對心理健康具有重要的功能。

夏天是「養心」的季節（第28頁）。**在這個應該多活動的季節裡，如果不讓自己動起來，就容易積累壓力，心神不寧**，這會導致血液循環功能變差，難以支持臟腑、肌肉和骨骼等的正常活動。由此產生的身體不適還會進一步引發心理不適，形成負面循環。

「藉由運動發洩精力，然後舒服地睡個覺」，是夏天最好的健康法。為了控管心理狀態，我們要提醒自己多運動。

對於不容易流汗的人，建議在夏天去做能讓自己暢快流汗的運動。藉由運動讓身體出汗，身心狀態都會獲得調整。如果是不適合做運動的人，則可以試試三溫暖（第140頁）。

如果在夏天能達到運動量的高峰，就能在體力充足的狀態下度過秋冬。即使有時身體有點疲倦，不知道該「活動」還是「放鬆」時，不要猶豫，選擇動起來吧！對於已經養成規律運動習慣的人，在沒有不適的狀況下，應該繼續維持既有的步調。

然而，切記不要過度勉強自己。為了心理健康，在制定每日計畫或參加活動時，一定要「適度且愉快地運動」。**當真的想「休息」時，也要讓身體好好「放鬆」**。

如果你充分運動到一定程度，自然就會產生休息的想法，所以無須特別安排休息的時間。在心態上，以「好好放鬆」為宜。

運動＋曬太陽，儲存「績優骨」

延續春季的習慣，到了夏天當然也要好好曬太陽。增加運動量有助於骨骼強壯，另外也需要借助維生素D。

維生素D是人體唯一能自行製造的維生素，透過日曬便能自行合成。藉由運動和曬太陽，兩者結合可以更有效強化骨骼。

夏天可以享受的戶外活動有很多，例如露營、踏青、戶外運動和海上休閒活動等。

炎夏容易造成低血壓

從氣象學的角度來看，夏季時常會形成低氣壓，而由低氣壓引起身體不適的原因之一就是「低血壓」。

低血壓是指收縮壓（高壓）低於100mmHg，舒張壓（低壓）低於60mmHg。和高血壓不同的是，人們通常認為，低血壓只要沒有症狀，就不需治療，但這也可能是我們「總是覺得累」的原因。

低血壓的人多半會出現「血虛」（第42頁）體質的症狀。當心臟「幫浦」的功能不足，身體各個部位都會供血不足，容易循環不良。如果在夏天能讓體內的血液循環暢通，並控制血壓，不但可以緩和心情，還有助於改善血壓。

然而，如果不採取任何應對措施，低血壓所引發的問題就會進一步惡化，這也是夏季的特徵。隨著氣溫升高，體溫也會上升。身體為了散熱，血管會擴張，使血壓更容易下降。

另外，流汗會導致血管內的水分和汗液裡的鹽分一起排出體外，這也是血壓下降的原因之一。

此外，冷氣造成室內和室外的溫差，會造成血壓上下波動。對身體而言，血壓降低固然不好，上下起伏不定也會造成一定的負擔。

面對上述的問題，我們可以利用**夏季蔬菜**作為解決之道。建議把大黃瓜、小黃瓜、小番茄、櫛瓜，以及芹菜、白蘿蔔、胡蘿蔔等，做成醃製品或醋漬品，放在冰箱裡隨時備用。醃漬液或醋液很容易購買，所以製作並不麻煩。

蔬菜中的鉀具有調節血壓的功用。醃漬過的蔬菜和生的蔬菜不同之處在於，前者的維生素和礦物質能被人體較快消化吸收，減少對腸胃的負擔。

充分咀嚼能穩定自律神經

夏天是自律神經容易失調的季節。自律神經分為交感神經和副交感神經，與身體的興奮和放鬆有關，心臟或血管也受自律神經的控制。

人在緊張或有壓力時，交感神經會變得活躍。當發現敵人或未知事物（即壓力源）時，為了觀察對方的情況，瞳孔會擴張，血管收縮，血壓升高，並優先向肌肉供給血液，讓身體能迅速做好行動準備。

反之，當人們身處安全的環境，副交感神經會佔主導地位。此時身體會處於放鬆狀態，血壓下降，肌肉放鬆，腸和胃等消化器官也會變得更活躍。

春、秋季節變換之際容易影響自律神經的穩定，但為何在夏天自律神經也會受影響呢？其中一個原因是因為**眼睛受陽光照射時，需要自律神經負責瞳孔的調節**。

眼睛之所以會受到陽光影響，在於太陽在天空中的高度變化。

太陽在夏天時會處於較高的位置，在冬天則會處於較低的位置（這就是為什麼夏天的影子較短而明顯，冬天的影子較長且模糊）。當夏天太陽處於較高的位置時，向陽處和背陰處的明暗落差很大，因此眼睛需要自律神經來適應這種明暗變化。

瞳孔的大小會受陽光的光量變化和光線入射的角度所影響，以確保在強光下不至於感到刺眼，或在弱光中仍能看清楚。**夏季白天的陽光越強，明暗落差越大，瞳孔需要調節的程度也隨之增加**，這種瞳孔變化就影響了自律神經。

附帶一提，雖然冬天陽光較弱，但因為光線的入射角度較低，所以人們還是會感到刺眼。也就是說，夏天和冬天自律神經都容易受到眼睛的影響，而在陽光溫和的春天和秋天則不易受到眼睛的影響。

此外，**夏天日照時間較長**，所以交感神經保持在活躍的時間也較長。這代表**自律神經的平衡容易受干擾**，使交感神經處於優勢。

然而若交感神經過度興奮，胃腸活動就會變差，影響消化吸收，這是因為身體處在猶如與敵人對峙的狀態（攻擊或狩獵模式）。大敵當前，哪還有心情悠哉吃飯呢？

忙碌的人，以及從事服務業和銷售工作的人，通常吃東西都又快又急，因為他們的身體正處於狩獵模式。有些人甚至就乾脆不吃飯，因為要切換到進食模式（也就是副交感神經模式），對他們來說是很麻煩的。

交感神經過於活躍，對身體並不健康。因此，**吃飯時要有意識地細嚼慢嚥**。當副交感神經佔優勢時，會大量分泌唾液。透過充分咀嚼，不僅可以增加唾液的分泌量，還能讓副交感神經處於更有利的地位。這樣有助於胃酸分泌，讓食物能更容易消化和吸收。

自律神經就像鐘擺，一旦有意識地加強副交感神經的作用，可以幫助平衡自律神經系統，使交感神經正常運作，讓注意力集中。良好的專注力能幫助減輕焦慮和壓力，促進更好的睡眠，進而形成良性循環。

希望各位用餐時都能細嚼慢嚥，好好享受，這樣就能為自律神經的穩定打好基礎。

五月 May

活動 70%

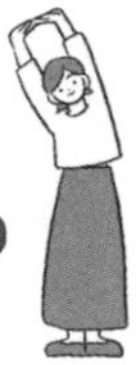

休息 30%

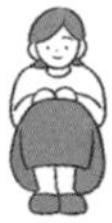

留意「臉」上出現的問題，好好保養身體

炎熱又晴雨不定的氣候

儘管不少人都覺得五月還有春季的感覺，但在曆法上，到了「立夏（五月五日左右）」其實已經算是夏天了。不僅日照時間逐漸變長，太陽的位置也變高。當我們感受到強烈的陽光時，交感神經也處於活躍狀態，讓人活力十足，此時就讓我們好好活動活動筋骨吧。

整體來說，五月的氣候相對穩定，**所以在天氣好的日子，應該積極動起來**，把「活動」的比例提高到70%，如果可能，**每週至少要有兩天以上從事會流汗的運動**。

近年來，日本五月的黃金週假期日益延長，建議利用這段時間，從事戶外活動。吸收新綠植物的能量，心情愉快、精神飽滿地活動吧！

據說大腦會根據日照時間的長短，感受到季節的變換。從立夏開始，我們的身體和心靈都會過渡至夏天狀態。

到了「小滿（五月二十一日左右）」，陽光變強，也會出現高溫。這是梅雨季來臨前的寶貴時光，可以和朋友或家人相約外出遊玩。

然而近幾年，由於氣候越來越不穩定。有時梅雨季會提前來臨，或根本沒有梅雨，就直接進入夏季了。有時甚至還會出現有「梅雨颱風」之稱的狂風暴雨。

總之，就讓我們順應氣候的變化，遇到天氣不好的日子，就好好「休息」一下吧。

照鏡子做「臉部檢查」

讓我們在鏡子前，仔細觀察自己的臉。

五月是臉部容易出現問題的月份。春天如果受到風邪影響，頭部會發生問題，若在春季結束前，體弱之處尚未康復，隨著初夏到來，氣溫上升，頭部就容易發熱。

這時，身體可能會出現像顏面痙攣、顏面神經麻痺、三叉神經痛，以及頭暈、頭痛、耳鳴等頭部症狀。藉由觀察自己的臉部，來確認身體的狀況吧。

❶ 檢查眼睛

因為身體的臟腑精氣（維持生命活動的能量）都匯聚於眼部，所以可以透過觀察眼睛的狀態了解健康狀況。具體做法請參考下一頁的內容。

尤其是夏天容易眼皮浮腫、運動後眼睛會發紅的人，可以參考本頁介紹的組合1和2按摩穴位。握拳後以小拇指那一側輕敲穴位，每個穴位各敲十下，做完三次為一組。敲打的穴位順序沒有固定模式，可以自行變化組合。

［能解決眼瞼浮腫及運動後眼睛發紅問題的穴位］

組合 *1*　梁丘穴＋三陰交穴

組合 *2*　下巨虛穴＋血海穴

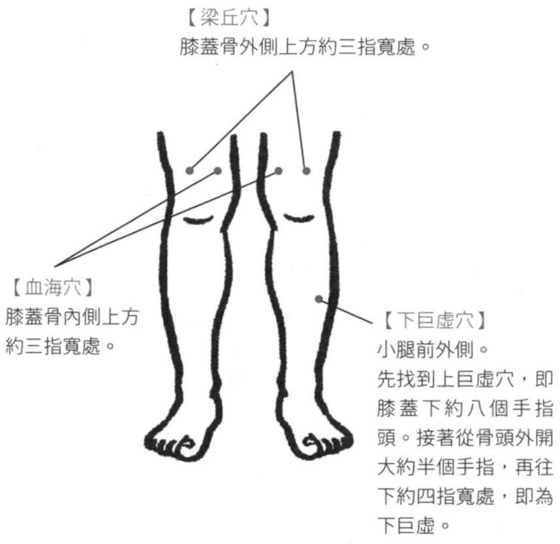
【梁丘穴】
膝蓋骨外側上方約三指寬處。
【血海穴】
膝蓋骨內側上方約三指寬處。
【下巨虛穴】
小腿前外側。
先找到上巨虛穴，即膝蓋下約八個手指頭。接著從骨頭外開大約半個手指，再往下約四指寬處，即為下巨虛。

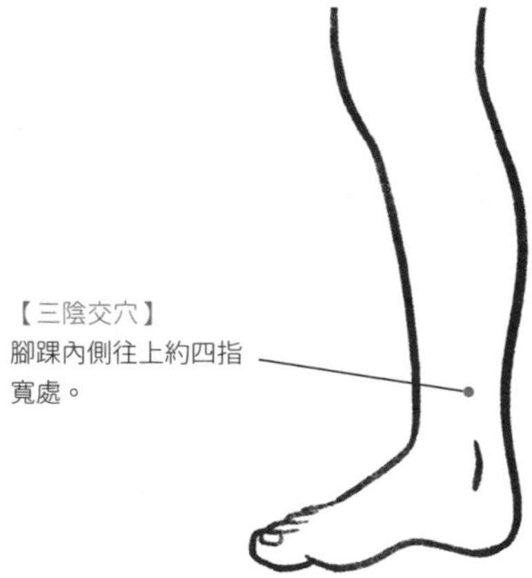
【三陰交穴】
腳踝內側往上約四指寬處。

〔透過眼睛狀態檢視身體狀況〕

【眼皮】
如果脾功能失調，眼皮就會浮腫，有些人可能有長期眼皮浮腫的困擾。
只要調理好脾胃，浮腫的問題就會改善（第 150、151、152、153、159 頁）。

【眼白的血管】
有高血壓或容易生氣的人，當情緒不穩時，容易導致眼白的血管充血並變紅。
建議平心靜氣，不要過於激動（第 103 至 105 頁）。

【眼珠】
眼睛會反映出肝的狀態。若黑眼珠看起來帶有藍色，即表示肝臟處於疲勞狀態。
建議讓眼睛休息一下，緩解壓力（第 77、91 頁）。

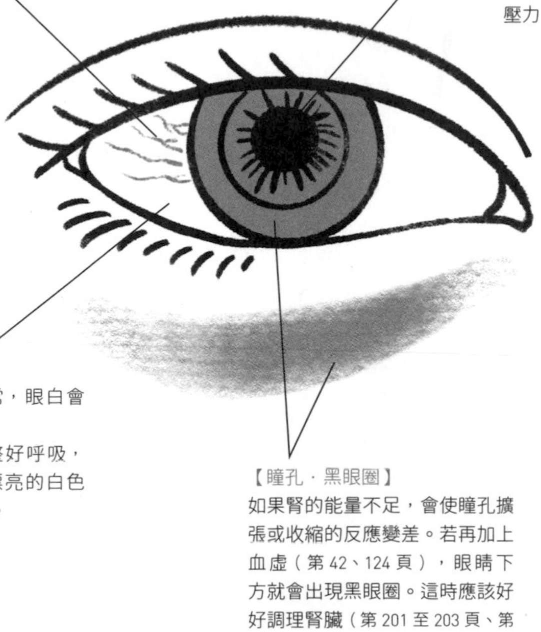

【眼白】
如果肺功能不正常，眼白會變混濁。
透過做運動，調整好呼吸，眼白就會恢復到漂亮的白色（第 168、174 頁）。

【瞳孔．黑眼圈】
如果腎的能量不足，會使瞳孔擴張或收縮的反應變差。若再加上血虛（第 42、124 頁），眼睛下方就會出現黑眼圈。這時應該好好調理腎臟（第 201 至 203 頁、第 206 頁）。

❷ 檢查嘴唇的顏色

夏天是血液循環良好，氣血調和的季節，所以嘴唇通常應該粉嫩豐潤。如果嘴唇發青，或顏色不佳，可以按壓位於足背的「衝陽穴」。以能承受的適度力道，按壓約十秒。

嘴唇乾燥時，表示身體也處於缺水狀態，因此要補充足夠的水分。但如果是因為腸胃不好或脾胃積熱，就要先處理腸胃問題。

除了嘴唇乾燥外，如果還出現腹瀉、便祕、發熱或疼痛等症狀時，就要就醫接受檢查。

〔能促進血液循環的穴位〕

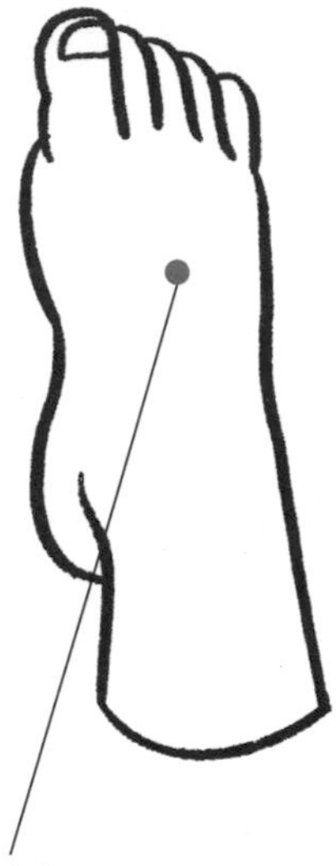

【衝陽穴】
從腳的第 2 和第 3 趾之間，往腳踝方向延伸至足背最高處，有動脈搏動的位置。

❸ 比較左右兩邊的臉

在鏡子前，把手掌豎直，平放在鼻子中線上，觀察左臉與右臉的差異。人體的臟腑基本上是左右不對稱的。例如，心臟位於中間偏左的位置，肺臟的位置和構造也有左右不同的差異。因此，臉部多少也會有點不對稱。

但若是臉部左右兩側的差異明顯超過正常程度，就有可能是因為過度緊張導致身體失衡。這時可以做在四月介紹過的「二白二風二竹」特殊穴位護理（第97頁）。如果你從四月就開始進行這套自我調理，不僅能對治花粉症，還能預防顏面平衡失調，有助於保持臉部和頭部的舒爽和健康。

平躺式抬腿 塑造身體曲線

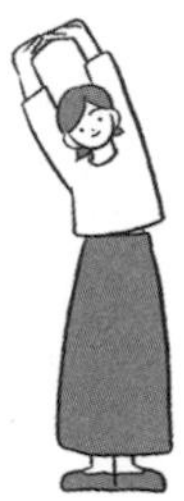

【平躺式抬腿】

1
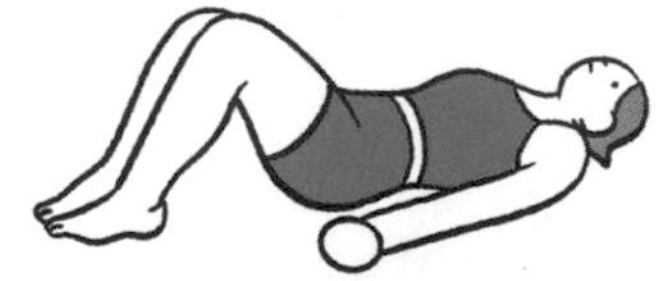
仰躺，雙腿彎曲。

2
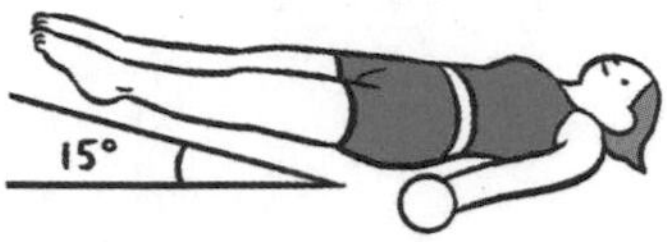

雙腳併攏後伸直，將雙腳抬起到約 15 度，維持 5 秒，再回到步驟 *1*。重複進行 5 次。注意要收緊腹肌。

3
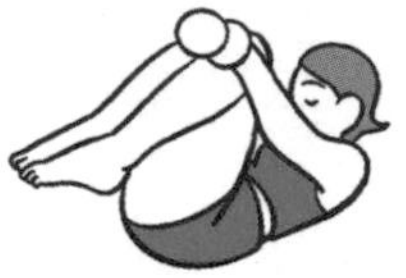
雙手抱膝，讓身體呈弧形，保持 10 秒。同時慢慢吐氣。想像自己的每一節脊椎都在逐漸打開，讓身體的弧度更圓。

4
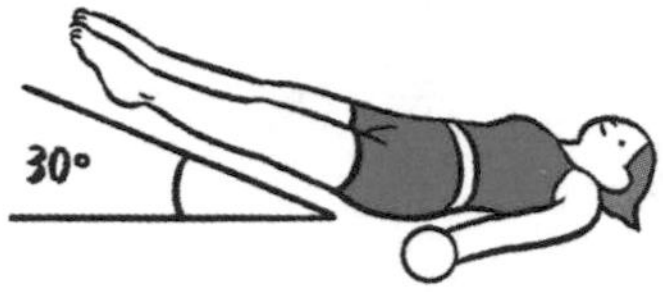

放開雙手，將雙腳伸直，抬高約 30 度。維持 10 秒，然後回到步驟 *1*。上述這些動作重複進行 3 次。

夏天運動的重點，是強度要比春天更高。這週讓我們再次挑戰三月份耐力測試介紹過的「平躺式抬腿」(第73頁)，看能否比之前堅持更長的時間。

這個運動的目的在**鍛鍊「腹橫筋[1]」，為腸道等內臟器官及腰部增強支撐力**，同時還能讓下腹部更緊實。在夏天，人們會非常在意身材曲線，讓我們一起努力消除凸出的小腹吧！

這是以漸進式的方式鍛鍊腹肌，所以即使原本做不到平躺式抬腿，應該也能輕鬆上手。對肌力有自信的人，可以直接把步驟4三十度抬腿的時間，從**三十秒、四十秒、一分鐘逐步延長，最終以三分鐘為目標**。

告訴自己：「我會比以前更努力！」自我激勵，提升鬥志，打造出緊實的身材吧！

1 譯註：腹部的肌肉從裡到外大致有三層，腹橫筋位於最內層，在腹直筋與腹斜筋下方。

5月 第1週 休息

以「醋」代「鹽」，調養體內狀態

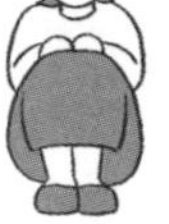

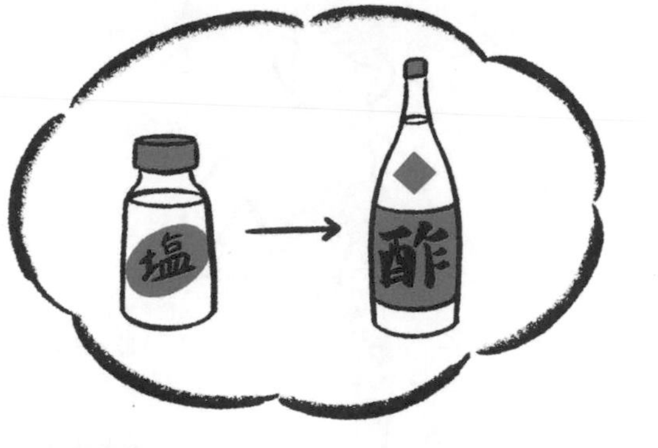

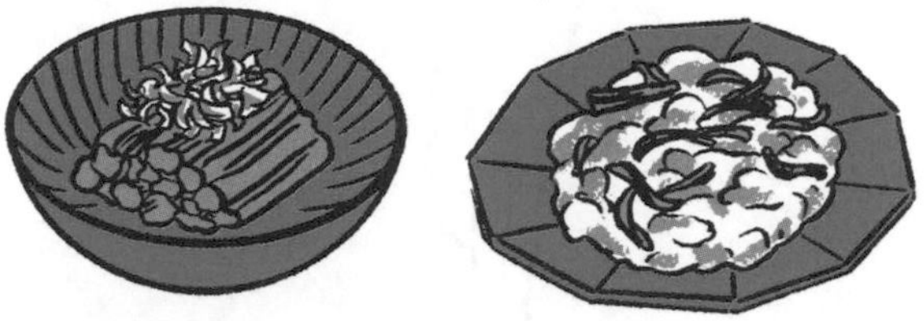

醋能養肝，並促進氣血循環。
試著把調味料從「鹽」換成「醋」，就算只執行一天也沒關係！
也可以配合個人的身體狀況和喜好，持續一個星期。
在此推薦用醋烹煮的韭菜炒蛋或涼拌菠菜。

中國有句諺語的大意是「立夏（五月五日左右）腹瀉一次，等於損失一週。」本週就讓我們**透過減少吃「鹽」，用「醋」進行體內「重置」，恢復身體的狀態吧**。

注意，醬油和味噌等調味料也含有鹽，同樣可以用醋取代。

當身體疲勞時，味覺就會變差，而醋的清新口感可以讓身體變得清爽。

醋的酸味能促進唾液分泌，有助於消化和吸收。同時還具有消除疲勞、降低血糖、抑制血壓升高與燃燒內臟脂肪的效果。這些功效能**促使臟腑更活躍**，是初夏進行體內調理的最佳調味料。

攝取過多的鹽，不僅會導致水分滯留體內，造成水腫，還會因滲透壓上升使血壓升高，這對調節體內水分的「腎」，會造成很大的負擔。

之後隨著氣溫逐漸升高，會大量流汗，身體需要適度補充鹽分以維持水分平衡。然而值此初夏時節，可以多吃醋少吃鹽，讓腎先好好休息。

從「鳩尾」開始，大步走路

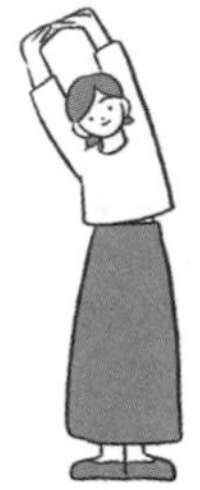

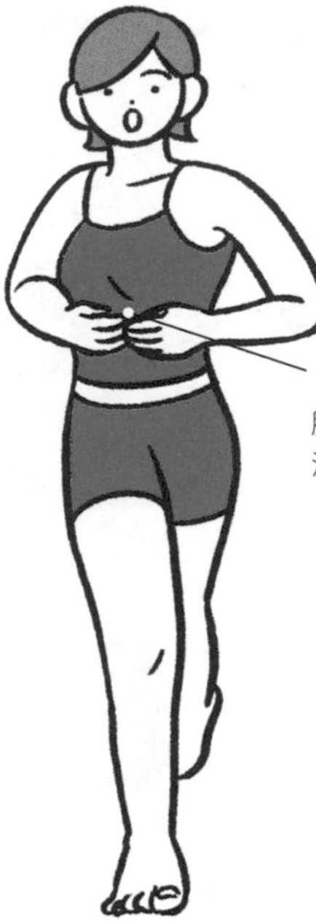

【鳩尾穴】
胸骨最下端的凹陷處，
沒有骨頭的地方。

邁出右腳時，用右手手指按壓鳩尾穴，讓右肩胛骨和鎖骨朝身體後方移動，左肩往前突出。
邁出左腳時，用左手手指按壓鳩尾穴，讓左肩胛骨和鎖骨朝身體後方移動，右肩往前突出。

五月的第一週，我們透過平躺式抬腿鍛鍊了腹橫筋，在這週，則是要邊走路邊鍛鍊腸腰筋。

當我們步行時，要提醒自己並非只是用腳走路，**而是從「鳩尾」這個地方開始有意識地邁出步伐**。使用連接鳩尾和大腿的腹橫筋，就能**大步行走**。試著**每天用這種方法走超過半小時，過程中不要休息**。

千年之前，漢方醫學就提出從鳩尾開始行走的觀點。「胸口」的漢字是「鳩尾」，在穴位中也有「**鳩尾穴**」。當我們走路時，可以**用食指、中指和無名指按壓鳩尾穴**，邊走邊喊「右、左、右、左……」以一種有節奏的方式移動上半身，這麼做有穩定心神和安眠的效果。

用雙腳行走是人類進化的重要原因之一，人因而得以騰出雙手，攜帶更多的食物，手也變得更靈巧，可以進行烹飪和加工。在走路時，不妨思考一下，雙腳步行確實是「人類偉大的進步」啊。

舒緩緊張情緒的按摩法

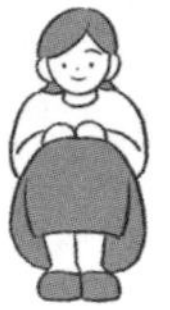

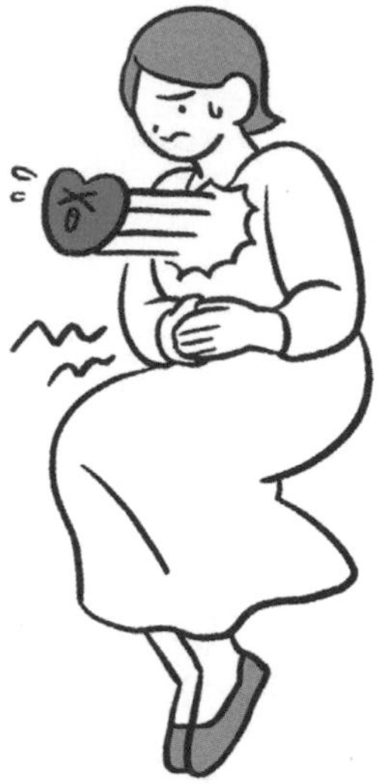

當感到緊張和胃痛時，馬上按壓一下這兩個穴位。

［ 能夠緩和緊張的穴位 ］

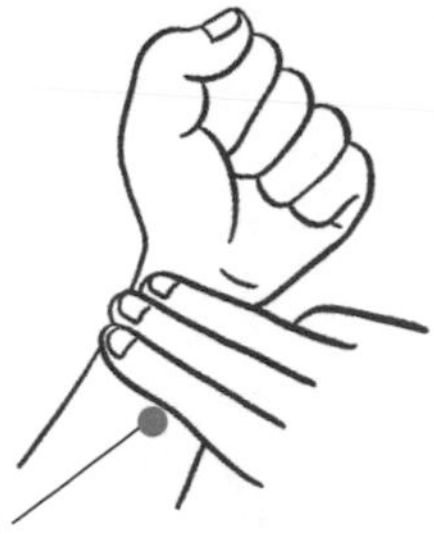

【內關穴】
手腕橫紋中間，約三指寬處。

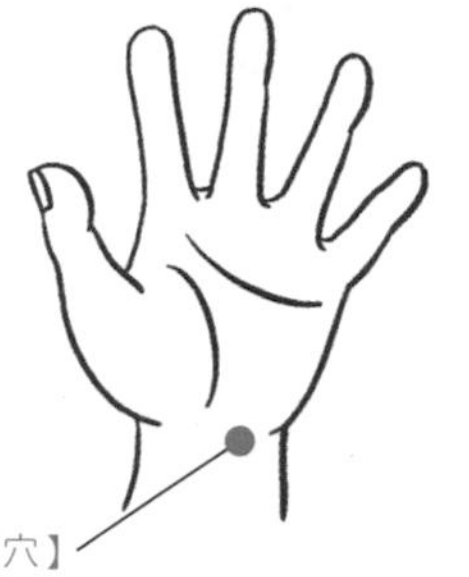

【神門穴】
小拇指向下延伸、手腕關節橫紋處，有個骨頭之間的凹陷處。

夏天是掌管精神活動的「心」容易感到疲勞，精神變得難以控管的季節（第101頁）。尤其在悠閒度過黃金週假期，重返工作崗位後，可能會對突然要面對的「現實感」相當緊張，心臟會跳得很快。

當感到緊張時，可以按壓手腕上的「神門穴」。如果**緊張到胃痛，則可以按壓「內關穴」**。

用大拇指輕輕按住另一隻手的穴位約一分鐘，同時深呼吸，然後換手做同樣的動作。按壓時不要太用力，時間也可延長至三分鐘。

按壓這兩個穴位時**要站或坐皆可**。所以無論你在工作或走路時覺得緊張，都可以藉由按摩穴位為自己紓壓。

雖然夏天是個讓人全力以赴的季節，但如果力不從心，還是要提醒自己放鬆心情過生活，不要把自己逼得太緊。

走出戶外，利用自然光拍照

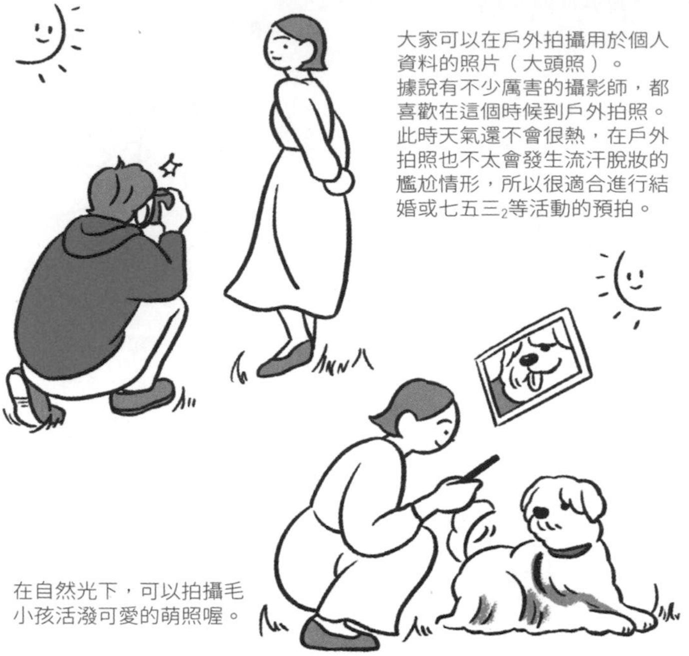

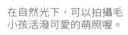

大家可以在戶外拍攝用於個人資料的照片（大頭照）。據說有不少厲害的攝影師，都喜歡在這個時候到戶外拍照。此時天氣還不會很熱，在戶外拍照也不太會發生流汗脫妝的尷尬情形，所以很適合進行結婚或七五三[2]等活動的預拍。

在自然光下，可以拍攝毛小孩活潑可愛的萌照喔。

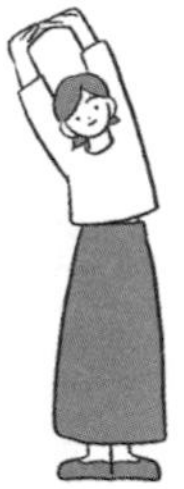

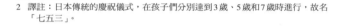

2 譯註：日本傳統的慶祝儀式，在孩子們分別達到3歲、5歲和7歲時進行，故名「七五三」。

這週讓我們到戶外拍照吧。

為什麼五月時在自然光下拍的照片都很好看呢？那是因為夏天人體的血液循環較佳，臉色紅潤，而且陽光充足，因此能拍出很棒的照片。

此外，**太陽是「陽」的能量之源，所以在陽光下拍攝的照片也會充滿能量**。不論是自己、可愛的小孩、寵物或風景照裡，都會因為陽光的力量而更生氣蓬勃，捕捉到大自然生命力閃耀的瞬間。

拍攝充滿「陽」能量的照片，在日後拿出來回顧時，不僅能感受到當時的活力，也能與他人分享當時的愉悅。

讓陽光成為你的夥伴，好好享受攝影的樂趣吧。

5月 第3週 休息

多吃能穩定身心的食物

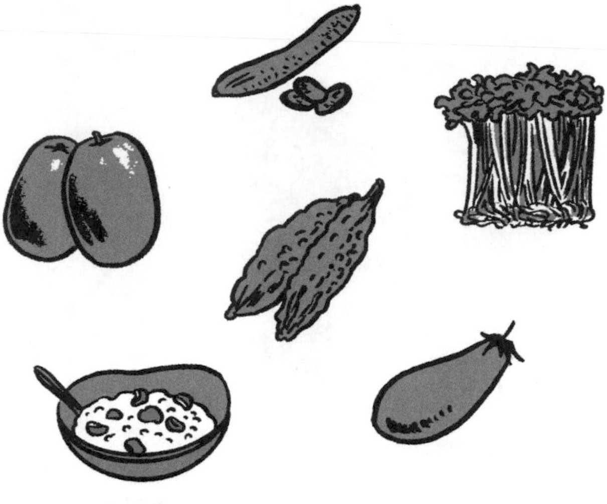

黃瓜、茄子、冬瓜、苦瓜、豆苗都屬於「寒性」或「涼性」的蔬菜，當感到心情煩躁或火氣大時，可以透過吃這些蔬菜，讓身心平靜。
到了夏天，五臟六腑都很賣力地工作，
讓我們藉由食物為臟腑打氣。

過了「立夏（五月五日左右）」後，就要開始思考該如何應對接下來炎熱的天氣了。我們可以透過食用**黃瓜、茄子、冬瓜、苦瓜、豆苗**等蔬菜，減少臟腑的負擔，讓身心保持清爽平靜。

夏季的蔬菜裡富含「鉀」。鉀能調節人體內的鹽分，把多餘的鹽排出體外，有助於降低血壓和消除水腫。另外，鉀還與肌肉的收縮有關，所以缺鉀的人容易抽筋。

到了「小滿（五月二十一日左右）」這一天，因為「陽氣上升，陰氣下降」的情況會更明顯，所以此時需要以「心」為重點，好好保養五臟。

此時由於全身的氣血運行旺盛，因此會為控制血管的心，以及以心為主的五臟帶來負擔。

建議可以吃**加入綠豆或紅豆等豆類所熬煮的白米粥**。因為綠豆和紅豆有「清熱解毒」的效果，可以幫助我們排出體內的熱氣和毒素。另外，以白米為基底熬成的粥，也較容易被一般人所接受。

透過爬山或露營等活動親近自然，讓自己煥然一新！

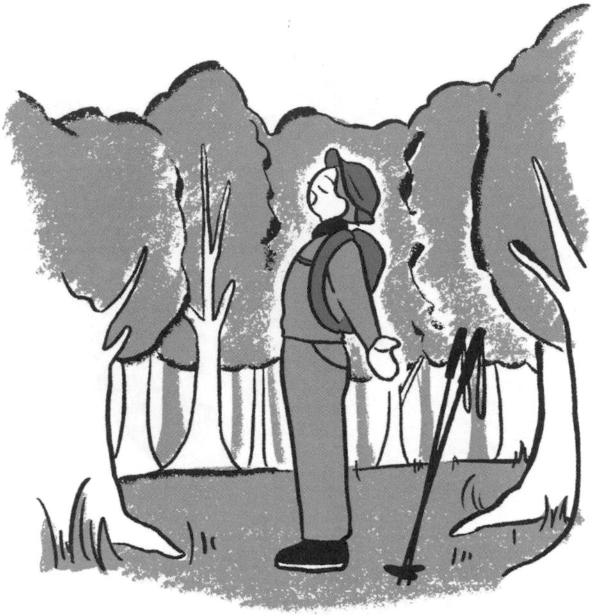

沐浴在大自然所產生的負離子之中，讓身體接收來自大自然的能量。可以使我們在活動的過程中，感到身心舒暢。

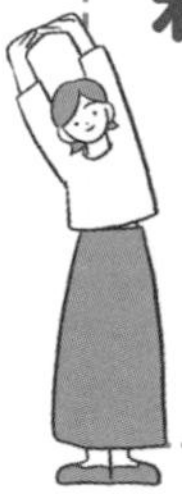

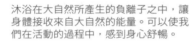

夏天是個適合從事森林浴、登山及露營等戶外活動的季節。漢方醫學的觀點認為，**人們可以透過活用自然的力量，補充自身缺乏的能量**。

夏天時由於能量會上升，所以人類的五感也會變得更加敏銳，此時我們可以盡量活用視覺、嗅覺、觸覺、聽覺和味覺，增加與大自然親近互動時獲得的樂趣。

藉由刺激五感所得到的舒適感稱為「主動舒適感」，例如與自然接觸時所獲得的放鬆效果，即屬於此。另一方面，「被動舒適感」則是指經由不需付出太多努力或主動行動，就能獲得的舒適感。

欣賞美麗的風景，能刺激我們對於藝術的感知。嗅聞森林散發的氣息，會激發我們體內的本能。在空氣清新的地方吃吃東西，一邊傾聽鳥兒的鳴囀，一邊感受清風拂面所帶來的暢快，能讓幸福感油然而生。

按壓頭頂穴位，讓自己放鬆

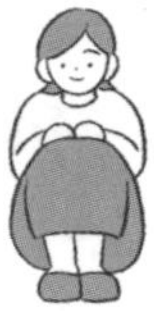

［具有紓壓、穩定自律神經和助眠的穴位］

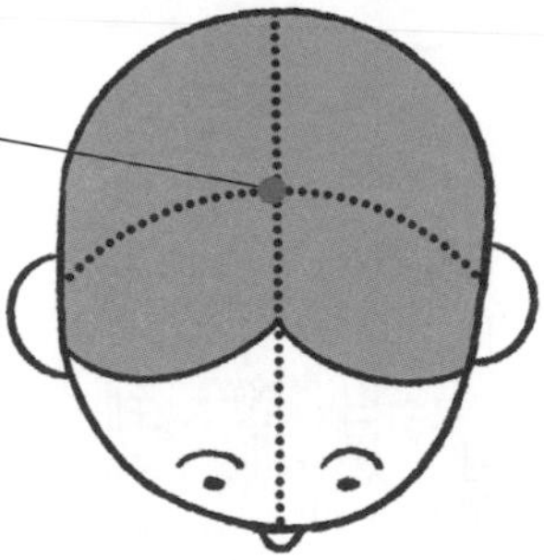

［穴位的按壓方式］

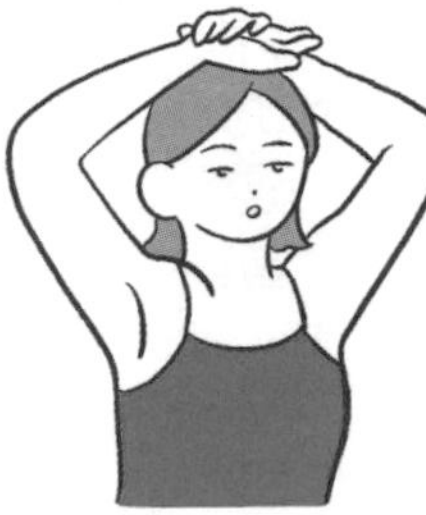

1 將慣用手的大拇指與手掌連接的骨頭，壓在百會穴上。

2 把另一隻手放到慣用手上，一邊吐氣一邊放鬆手臂，只靠手臂自身的重量壓在穴位上。此時可以想像一下，身體的中心被一根棍子貫穿過去。

3 多做幾次深深地吐氣，直到感覺放鬆為止。

不知道各位有沒有經歷過，為了別人的事情操心，結果最後卻搞得自己精疲力盡的經驗呢？

此外，活在現代社會中，我們不可避免得經常使用智慧型手機和電腦等3C產品，這會讓眼睛感到疲勞，進而使頭部、頸部和大腦疲憊不堪。

這時**可以透過按摩「百會穴」，達到緩解心理壓力、安定自律神經以及安眠的效果**。

「百」的意思為許多的經脈，「會」指的是氣血流動匯聚之意。百會穴位於頭頂正中央的地方，此處匯集了頭部所有的陽氣。按壓這個穴位，能夠有效解決頭痛、視力下降以及暈眩等症狀，還具有抗衰老的效果。

按壓時要注意力道，不要過重或過輕。在溫柔地按摩百會穴時，請同時發出「哈～」的聲音，把氣吐出來。

透過按摩百會穴讓大腦放空後，想像自己進入了「無」的狀態。此時不要動腦思考，維持這個狀態，直到自己想重新動起來為止。

六月 June

多流汗，就是打開身體的除濕機

活動 70%

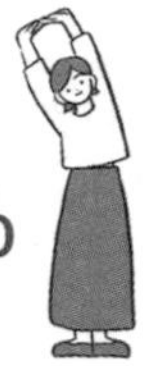

休息 30%

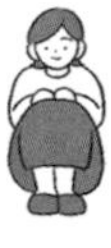

一週至少三天做會流汗的運動

當時序來到適合插秧的「芒種（六月六日左右）」，氣溫逐漸升高，戴口罩所產生的悶熱感會讓人很不舒服。雖然「夏至（六月二十一日左右）」是梅雨季，但此時太陽在天空中上升到最高的位置，也是一年中白天最長的日子，只要有陽光，就會非常炎熱。

到了六月，身體也會越來越靈活，即使天氣不好或身體不適，也要盡量比上個月增加讓身體動起來的次數。理想狀況下，**每週至少要有三天做些能流汗的運動，就算時間不長也無妨**。這樣即使碰到梅雨季，身體的活動量仍能達到70％。

這個時期身體不舒服的症狀，只要多流點汗就能改善。（但如果醫生有任何建議，還是要遵照醫囑。）讓我們把握梅雨季中的晴天，有效率地活動身體，享受運動的樂趣吧。

夏天充分流汗有助於毛孔的開合，使身體不容易感冒。所以為了預防感冒，更該積極進行能流汗的運動。

近年來，六月的天氣越來越熱，此時也要開始準備防曬用品。另外，穿短褲、短裙露出腿部的機會增加了，所以也別忘了準備防蟲用品。

下雨也要柔性活動身體

如果在梅雨季覺得懶洋洋，提不起勁，身體不聽使喚，可能和體內濕氣過重有關。當體內囤積過多濕氣，「氣」和「水」會停滯不前，使身體沉重，活動力減弱，這也是為什麼在這個月需要多流點汗的原因。

即使下雨，我們仍可以在家裡進行體能訓練、練習高爾夫球的揮桿動作，或到有室內運動設施的地方活動筋骨，藉此把濕氣排出體外。

只要體內濕氣減少，就算戶外下著雨，你還是能覺得神清氣爽。

吃冬瓜能消暑解熱

前面提過，當暑熱的影響增強後，臉部和頭部就容易出現因熱導致的毛病（第88頁）。而要降溫散熱最有效的方法就是排便。只要排便順暢，頭部就會覺得很清爽。

夏天時，應該多吃當令的蔬果——冬瓜。冬瓜含有豐富的膳食纖維，能解決便祕的困擾。冬瓜的含水量高達百分之九十五，不僅熱量低，還能補充水分和營養。此外，由於它能將多餘的水分與廢物排出體外，所以也有助於控制體重。最後，冬瓜裡的「鉀」含量很高，能消水腫。

大概從六月開始，就會有冬瓜上市。雖然對於不常料理冬瓜的人來說，可能不太好處理。但它的味道淡雅，和任何食材都很搭，請務必嘗試看看。

夏天如果臉色蒼白，可能是慢性血虛

如果你是個身體健康的人，臉色就會紅潤有光澤，夏天對你而言是個可以好好活動的季節。但若是到了六月，你的臉色仍不太好，就要留意一下身體的健康狀況，因為有可能是**「血虛」症狀**（第42頁），**也就是體內血液不足，血液循環出現問題**。有時也可能是因為無法將含有人體所需各種營養物質的血液，順利輸送到全身。

當你覺得自己有血虛的症狀，就要多吃能造血、補血的食物，例如番茄、胡蘿蔔、鵪鶉蛋和動物的肝臟等。另外，在春天時提過的蔬菜和炒補藥菜，也都是不錯的選擇（第78頁）。

由於夏天血液循環旺盛，所以血虛的問題應該在春天時先行治療。如果到了夏天還有血虛症狀，往往就是慢性化的血虛狀態了。這些人應該多攝取高蛋白質的食物，如肉、魚、豆類等。

如果在夏天會覺得疲倦、無精打采，也不要太勉強自己。讓身體適度休息，調整好健康狀態。

三餐「5：3：2」，瘦身兼調理臟腑

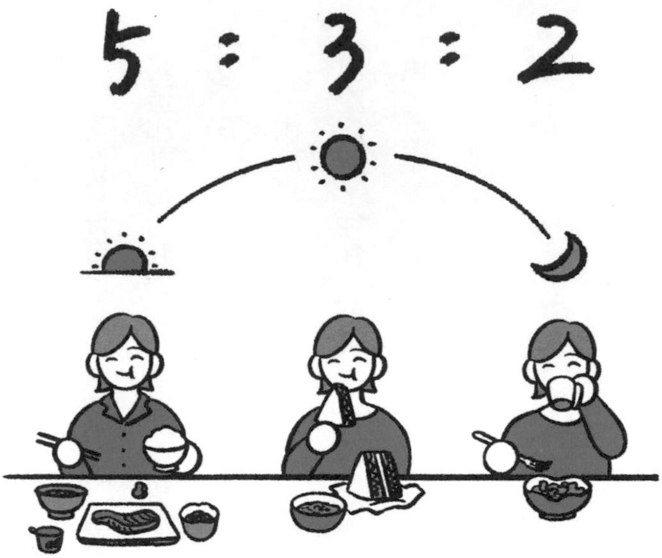

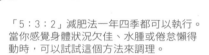

「5：3：2」減肥法一年四季都可以執行。當你感覺身體狀況欠佳、水腫或倦怠懶得動時，可以試試這個方法來調理。

六月時終於要換穿薄衣服囉，但換上清涼的衣服後，身材線條也容易「原形畢露」。此時我們可以活用漢方醫學裡的「時辰養生（第32、33頁）」，為自己塑形，看起來體態更緊實。雖說是「緊實」，但可不是要各位藉由運動瘦身，**而是以配合不同的時間，來提高臟腑的力量**，像擰毛巾般，從體內深處把多餘的水分排出。

執行的方法只需按照**「早餐、午餐、晚餐的比例各為5：3：2」**進行。也就是早餐應該攝取一天所需的主要營養，多吃肉、魚、豆腐、蔬菜等富含能量的食物。吃午餐的目的，是為了補充從下午到晚上所需的能量。晚餐如果吃太多，會對臟腑造成負擔。

當臟腑機能活躍時，靠近內臟的肌肉和脂肪也容易燃燒，即使**體重沒有改變，腰部和肚臍周圍的尺寸也會變小**。反之，若是臟腑受寒或疲勞，內臟周圍就容易積聚脂肪。不論是從健康或外在美觀的角度來看，內臟脂肪都是不好的。

6月
第1週
休息

改善因低氣壓造成低血壓的按摩法

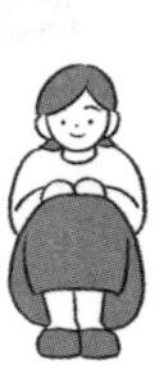

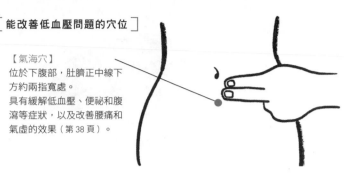

能改善低血壓問題的穴位

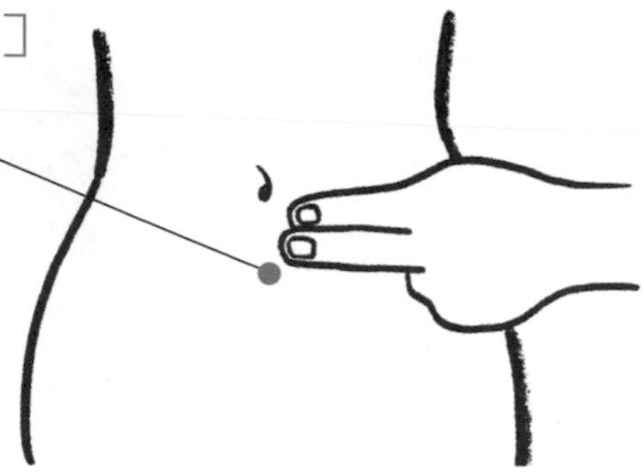

【氣海穴】
位於下腹部，肚臍正中線下方約兩指寬處。
具有緩解低血壓、便祕和腹瀉等症狀，以及改善腰痛和氣虛的效果（第38頁）。

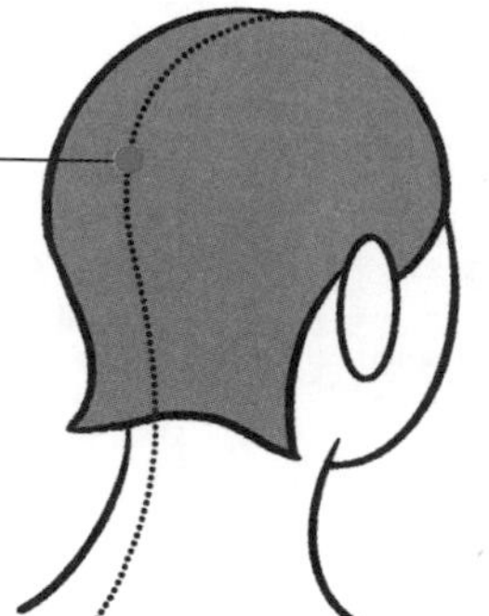

【強間穴】
位於後髮際線正中直上約五指處。
具有調整自律神經的功效。

「低血壓」的人容易受到天氣「低氣壓」的影響，感到身體不適，所以在這個時期尤其需要留意（第103頁）。

此外，由於夏天人體血液循環加劇，血管擴張，會加重心臟負擔；而「脈為血之道，得氣則充，失氣則弱。」亦即當心臟的耐受力變弱，脈氣也會耗損。但只要強化「心」的功能，低血壓的症狀就能得到改善。

讓我們按摩**「氣海穴」和「強間穴」這兩個穴位**，藉此緩解低血壓的不適。

首先，請摸一下上圖所示的氣海穴附近（下腹部），看是否冰冰涼涼的？如果覺得冷，請用熱毛巾（第69頁）蓋在此處暖和一下。

接下來，用雙手的大拇指慢慢按壓強間穴。低血壓症狀嚴重時，建議最好躺在床上或被子裡做這個動作。如果因為冷氣或汗水讓強間穴附近變得冰涼，也可以用熱毛巾當枕頭墊在頭部下方。

此外，**強間穴對緩解高血壓的症狀也有效。**

紅色是夏季衣裝穿搭的首選

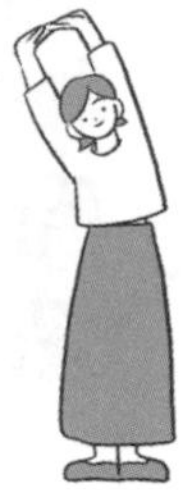

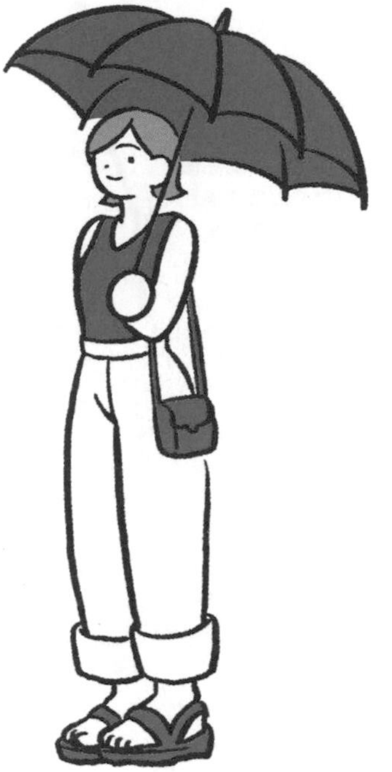

試著在傘或包包等小物件上，加入點綴色。累積小小的改變，也可以打造全新的自己。

正如「青春・朱夏・白秋・玄冬」這幾個詞彙所顯示，東方人自古以來就把四季和顏色聯繫在一起。

朱夏（紅色）是代表夏天的顏色。此外，**紅色還有刺激交感神經的效果**。也就是說，利用紅色的力量，就能提高自身的能量。

若**覺得身體沉重，缺乏動力**，不妨刻意使用紅色的物品，或增加紅色的衣著裝飾。

有些人可能沒有紅色的衣服，或者就算有但平時也不太穿。建議可以在穿搭時，選擇搭配具有點綴效果的紅色小物件。

尤其在下雨天等容易讓人心情低落的日子，應該更不想穿平時就不太會穿的顏色的衣服。而且如果你的心情和穿著的服飾之間落差太大，可能會讓周圍的人都很訝異。

在這種情況下，可以在穿搭中適度加入醒目的紅色，達到畫龍點睛的反差效果。幫助自己在陰雨天或情緒低落憂鬱時，提振心情，增加正能量。

夏季吃梅，精神百倍

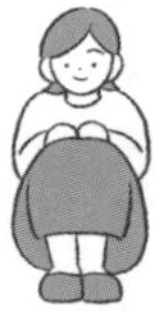

自古以來，日本人就喜歡梅花，在奈良時代，提到花通常就是指「梅花」。**梅子富含檸檬酸，具有強烈的酸味，是能消除疲勞的保健食品**，上千年來一直深受日本人喜愛。

每年的六月十六日至二十日被稱為「黃梅時節」。此時梅子果實會熟成變為黃色，味道香甜。近年來由於受到全球氣候暖化的影響，梅子成熟的時間略微提前，所以從這個星期開始，讓我們把梅子的力量注入體內吧！透過吸收季節的能量，讓身體更適應夏季。

梅子可以製成**梅乾**、**梅醋漬**、**甜醋漬梅**、**梅子果醬和鹽梅**等，也有各種不同的保存方法。為了能輕鬆享受梅子的美味，可以提前準備好這些梅子食品。別擔心！做法很簡單，一點都不麻煩。

根據製作方法的不同，有些梅子製品甚至能保存一年以上。你可以選擇自己喜歡的方式來保存梅子。

〔梅子汁的做法〕

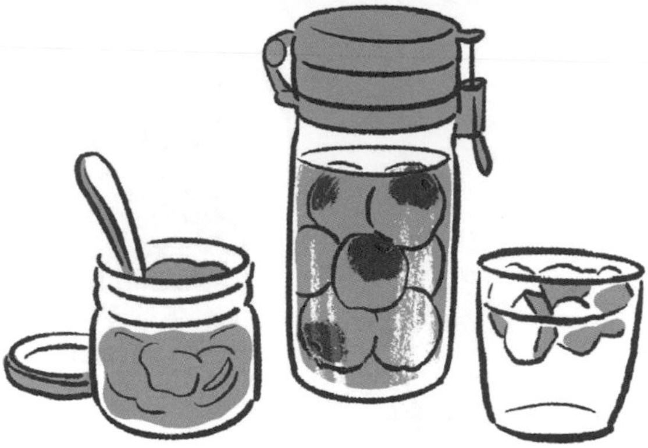

1. 先把梅子放在冰箱裡冷凍。接著把冷凍梅子、糖和水放進鍋中，開火加熱。分量大約為梅子 100g：糖（以特級砂糖為例）100g：水 200cc。
2. 水滾後轉小火，繼續煮 10 分鐘。
3. 完成後，可以用蘇打水、水或熱水稀釋飲用。也可以把梅子和梅子汁一起放在瓶子裡保存，或者單獨取出梅子製成果醬。

※製作梅子汁前，瓶子要先用開水燙過消毒。

壓力太大？讓膻中穴助你一臂之力

在這個天氣變化較大的時期，容易讓人感到心煩意亂，難以集中精神。此時我們**可以藉由按壓「膻中穴」，同時搭配深呼吸，提高專注力**。

按壓膻中穴會影響**與快樂情緒有關的「內啡肽」的分泌**。內啡肽是腦中的神經傳導物質，會使人心情愉悅。此外，按壓膻中穴也是對付梅雨季節容易出現的憂鬱情緒的好方法。

做法是把雙手的食指、中指與無名指併攏，然後在呼氣時，輕輕按壓膻中穴。重複做數次。

如果按壓膻中穴會感到疼痛，表示你累積了不少壓力。可以按壓十次左右，直到疼痛感減輕。

在按摩的同時，內啡肽會發揮作用，你腦海中**更容易浮現「成功的自己」這類的正面意象**。你可以在想像這些正面畫面的同時，繼續輕柔地按壓膻中穴，並保持緩慢地呼吸。這麼做能讓心情放鬆，並提高專注力。

［能夠提高專注力的穴位］

【膻中穴】
位於胸部正中的中線上，兩乳頭連線的中點。

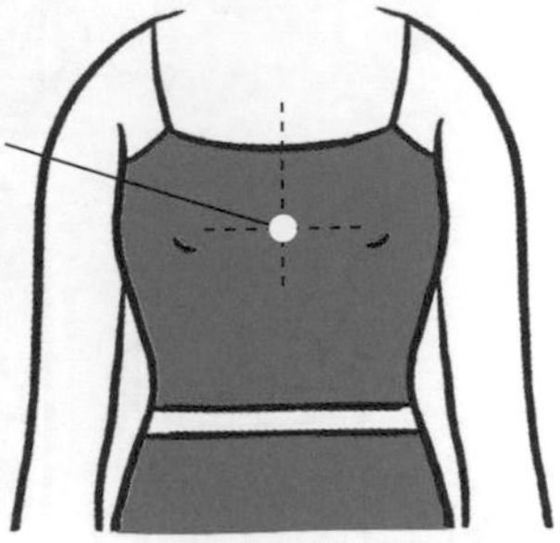

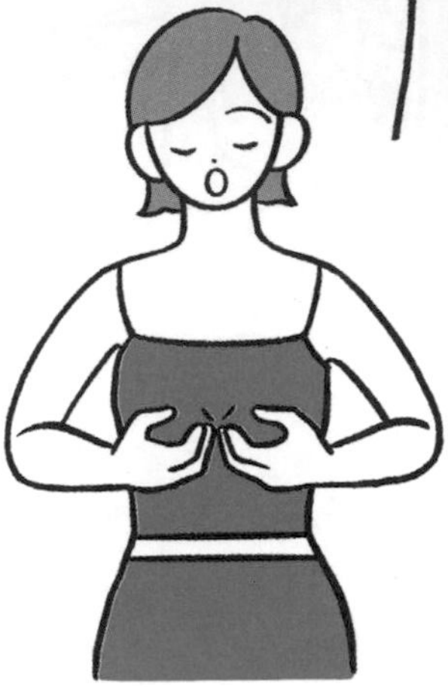

按壓膻中穴能讓人心情平靜，提振精神，重新找回動力。

6月
第3週
休息

以熱制熱！沖熱水澡，身體透清涼

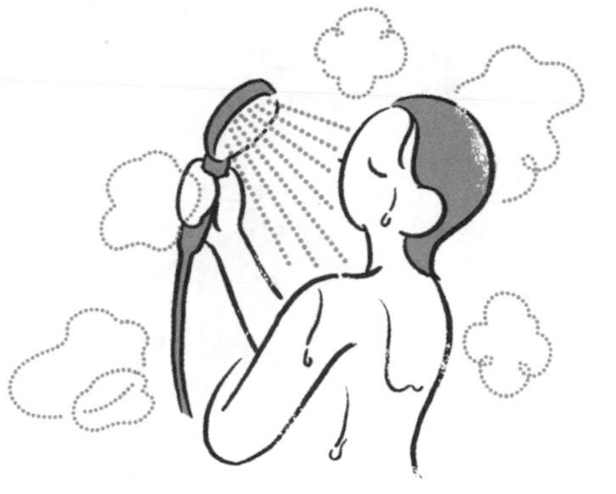

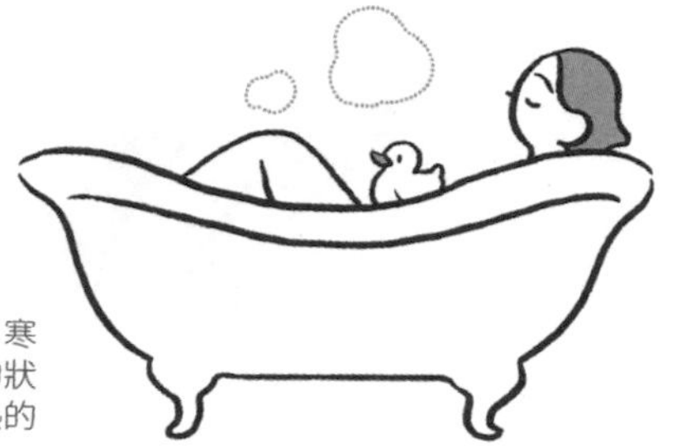

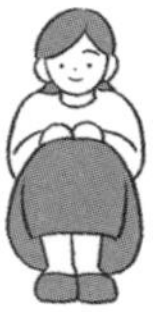

利用「陰陽」與「寒熱」來調節身體的狀態，巧妙克服炎熱的天氣。

一旦事物達到頂點，就會產生相反的作用，這在漢方醫學中稱為**「陰陽轉化」**。我們可以利用這個法則，以「熱極轉寒」的策略來對付暑氣。

當覺得很熱時，其實應該迅速淋熱水浴，或洗個戰鬥熱水澡，把體內深處的熱氣提升到表面，讓身體深層冷卻下來。大汗淋漓後，再**喝杯溫茶補充水分**。溫熱的茶會讓血管擴張，使汗水更快蒸發，而茶的苦味還有助於祛熱和舒緩心情。

反之，如果因為天氣非常潮濕，導致出汗而讓身體感到寒冷，或是在梅雨季天氣不太熱（梅雨冷え[3]）時，**就讓自己舒舒服服地泡個溫水浴吧**。

夏至是一年中白天最長的時候，陽氣也生發到極點，過了夏至，陽氣漸消、陰氣漸長。所謂「物極必反」，我們也要配合陰陽消長的改變，平靜舒適地度過這段時間。

為了去除負能量和防止細菌滋生，可以在浴缸裡加一小撮鹽（第155頁）達到除菌的效果。

3 譯註：梅雨季時，因雨下個不停而導致氣溫下降的現象。

面帶微笑地動起來

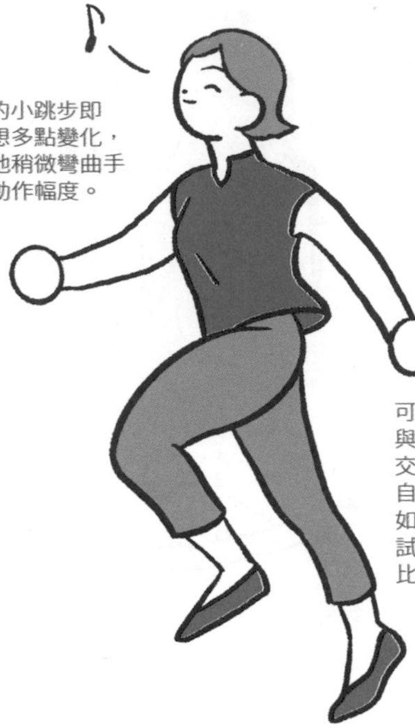
選擇簡單的小跳步即可。如果想多點變化，可以刻意地稍微彎曲手肘，加大動作幅度。
可以嘗試將雙腳分開至與肩同寬，採取左右腳交替著地的方式。想像自己左蹦右跳地前進。如果行有餘力，還可以試著讓雙腳打開的幅度比肩膀更寬些。

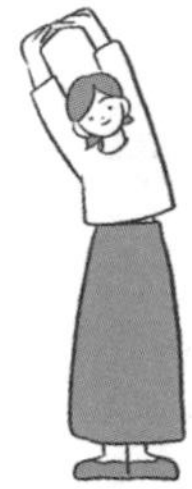

笑容或愉快的心情，可以調節「心境」。當你感到很疲憊時，試著讓嘴角上揚，露出笑容吧！因為表情和大腦是相互連動的，**只要先露出笑容，歡樂的情緒就會一點一點地逐漸湧現。**

建議可以試試「小跳步」。人體有百分之六十是水，透過有節奏的動作，有助於身體循環。

據說人類的行為，有超過百分之九十是在無意識的情況下進行，如果這些「無意識的動作」能帶有節奏感，就能讓動作做起來更有效率，也更輕鬆。從結果來看，**藉由小跳步可以使交感神經處於主導地位，讓你更有動力，變得更積極。**

透過臉部做運動，讓自己面帶著笑容訓練臉部肌肉是個很不錯的方式。利用YouTube這類影片分享網站，很容易找到利用舞蹈或拳擊進行鍛鍊的有趣運動影片。當你發現喜歡的內容後，不妨跟著影片一起做。請先從覺得能輕鬆上手的運動開始，這樣才可能堅持下去，讓身體充分活動。最後，別忘了運動時要嘴角上揚，保持微笑。

6月
第4週
休息

腹脹、心悶、常嘆氣，請複習四月的習慣

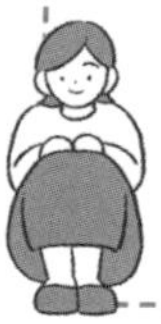

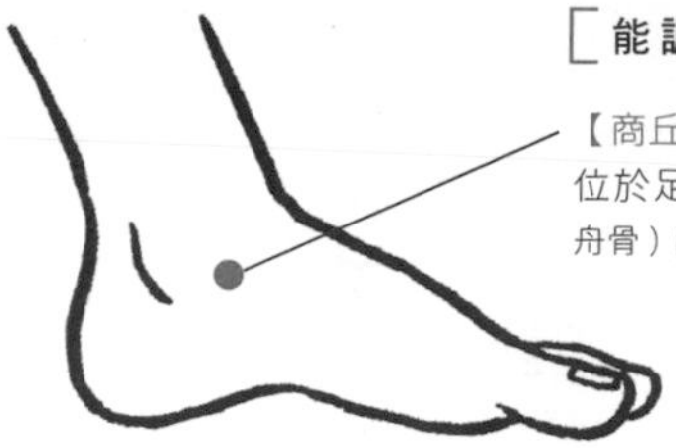

［能調整脾胃的穴位］

【商丘穴】
位於足內踝前下方突出骨頭（足舟骨）的凹陷處。

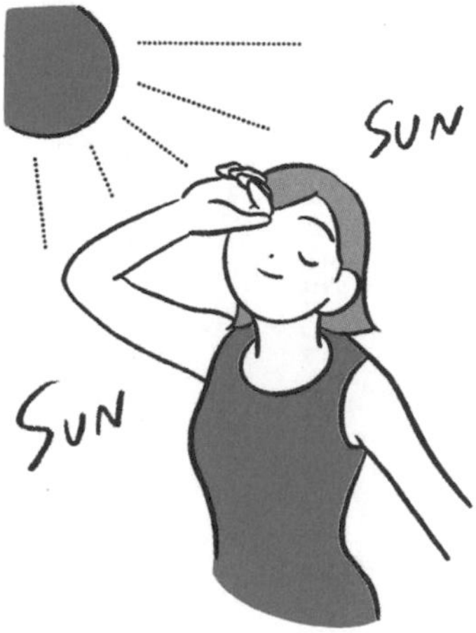

［複習春天的習慣］

當你覺得自己太少曬太陽了，即使去做個短短 10 分鐘的日光浴也 OK。

這個時期會嘆氣的人，很可能正處於「養生不足」的狀態，也就是他們可能**沒有在春天時進行必要的調理，以至於身體無法跟上季節的變化**。

若是陽氣不足，**即使在初夏，身體還是會覺得冷**。如果這種情況加劇，還會進一步影響心和腎的經絡，甚至出現「腹部脹滿，心悶，常常嘆氣（出自《黃帝內經．陰陽別論》）」。碰到這種情況，可以透過按壓具有調節脾胃功能的「商丘穴」，消除腹部不適。

現在才開始鍛鍊身體仍來得及。**只要確保睡眠充足，多做運動**，依然可以把身體轉換成適應夏天的模式。然後重新複習四月的生活習慣（第62、64頁），充分沐浴在陽光下。明年春天也別忘了實踐理想的生活習慣，以此提升自身能量。如此一來，明年夏天的身心就會保持在絕佳的狀態。

七月

July

七月懶得動，秋冬嘗苦果

活動
80%

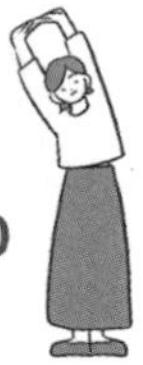

休息
20%

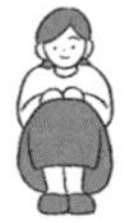

視天氣晴雨，進行戶外或室內活動

到了「小暑（七月七日左右）」這一天，梅雨季結束，天氣逐漸變熱，即將迎來真正的夏天。由於陰陽之氣交流熱絡，植物開始結出果實，此時也是人體陽氣最旺盛的時候。「大暑（七月二十三日左右）」這個節氣正如其字面上的意義，意味著盛夏真正來臨。這時我們應該意識到，自己的身體已經進入最佳的顛峰狀態，所以要在生活中充滿活力地奮力向前。

七月是一年中，運動的「量」（時間）和「質」都應達到最大值的時期。換句話說，如果想要挑戰自己的極限，七月是個不錯的選擇。從八月開始，生活型態就要轉為保持「平靜安穩」，所以在這個月，讓身體的「活動」的比例提升至80％，努力讓自己達到體能的高峰，這樣做也有助於健康地度過秋、冬季節。

理想情況下，盡量**每天進行一次戶外運動**。本書會介紹許多高質量又簡單易做的運動，**大家可以從中挑選適合自己的加以實踐**。因為七月的活動重點，是要多做高質量的運動，所以這個月也可以嘗試其他季節的運動。像是前面提到的「廣播體操」（第66頁），就很適合每天進行。

當然，在戶外做運動時要預防中暑。避免長時間待在烈日下，或經常補充水分，都是一定要做好的預防措施。

之後在八月的「活動」習慣，我會側重介紹即使在酷暑時也能在室內做的運動（第154、158、160頁）上。當遇到不適合頂著烈日在戶外運動的大熱天時，就可以進行這些室內運動。

至於七月的「活動」習慣，我則是把重點放在運動以外的事情。大家可以自行安排運動之外的時間，不用拘泥於特定的時段執行。

如果身體稍感不適，只要活動一下，就能讓身體的氣血流動，提振精神，感覺就會好很多了。即使覺得意興闌珊，還是要先設法讓自己動起來。一邊自我鼓勵：「我還挺能動的，真厲害！」一邊把身體推向能活動的極限。

另外，在天氣太熱時做運動會讓人體力不支、虛脫或中暑，所以要利用清晨、黃昏或夜晚等涼爽的時間鍛鍊體能。如果晚上運動會讓你睡不著，就盡量把運動的時間提前。當然，在一大早天氣還沒變熱前做運動也是不錯的選擇。此外，到海邊、河邊或游泳池從事水上活動，也能讓心情變好。

近年來由於受到氣候變化的影響，七月經常會出現梅雨季末期的暴雨，讓人無法盡興動起來，而處於「不完全燃燒」[4]的狀態。這也是七月時，身體不適的人之所以增加的原因之一。當天氣不穩定或氣象預報梅雨季節將連續降雨時，就要把握放晴的日子，在天氣好的時候積極安排活動計畫。即使沒有刻意打算運動的日子，**也要朝著太陽的方向跳躍，或去散散步，總之就是要有意識地讓身體動起來**。

大汗淋漓會傷「心」

強調「中庸」是漢方醫學的基本原則。夏天是「養心」的季節，因為夏天屬火，而火氣通於心，**此時只要身體調適得當，心血管系統、神經系統、精神情緒等「心」有關狀態就會良好**。但如果身體處於過度「活動」或「休息」的狀態，則容易讓心氣受傷。

身體動靜之間的平衡，對於心能否發揮最大程度的功能，以及預防身體不適，有很大的幫助。因此，雖然本月的使命是要積極動起來，**但還是要留意別流太多汗**。

在這個容易出汗的季節，體內當然也會缺水。漢方醫學認為，血汗同源，「汗為心之液」，過度流汗容易傷「心」，例如產生心悸、潮熱、易怒、失眠、手掌和腳底出汗、盜汗以及口渴等症狀。

在戶外炎熱的地方長時間活動時，為了避免因過度出汗傷害身體，**要注意及時補充水分和充分休息**。

當然，只要沒有出現心臟不適的症狀，那麼適度出汗就沒有問題。自古以來，中國就認為夏天適度流汗，有助於排出冬天時積累在體內多餘的水分和寒氣，能改善寒性體質。

在這個血流旺盛，脈搏有力的時期，透過適度運動能調整掌控血脈的心、提振精神，是改善心悸、潮熱、易怒等症狀的好時機。剛開始時或許需要花點時間找到適合自己的節奏，但還是要努力實踐，以找到「適度運動量的最大值」。

4 譯註：「不完全燃燒」是日語的詞彙，指沒有把力量完全發揮出來，或未得到預期效果。

馬肉能補元氣，強健筋骨

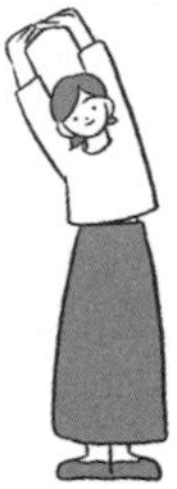

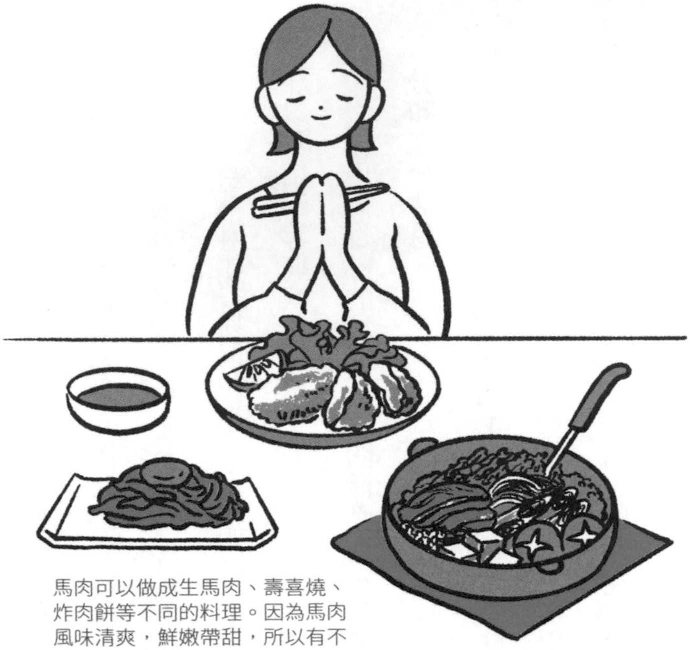

馬肉可以做成生馬肉、壽喜燒、炸肉餅等不同的料理。因為馬肉風味清爽，鮮嫩帶甜，所以有不少忠實的老饕粉絲。

馬肉具有補「心」的效果，能安定精神，穩定血壓和血流。因為馬肉富含蛋白質，熱量又低，建議每天可以少量食用。

夏季天氣炎熱，人們流汗多、易疲累，透過吃馬肉可以補腎氣，使元氣充足。

把生馬肉（馬刺）沾芝麻油、鹽，以及搗碎的生薑與大蒜，這種食用方式有助於維持食材的陰陽平衡。然而生馬肉雖然美味，但因為是生食，如果擔心會吃壞肚子，那麼可以用煎、炸等方式，將馬肉加熱後再食用。

馬肉是一種低脂肪的紅肉，很受運動員或半素食者的喜愛。吃馬肉不會讓胃不適，還能強化肌肉和骨骼。

也就是說，吃馬肉可以幫助改善腰痛、肌肉關節痛等症狀。對改善臉色明顯泛紅、容易大汗淋漓、喉嚨異常乾燥等症狀也有療效。

吹乾頭髮，避免「首風」

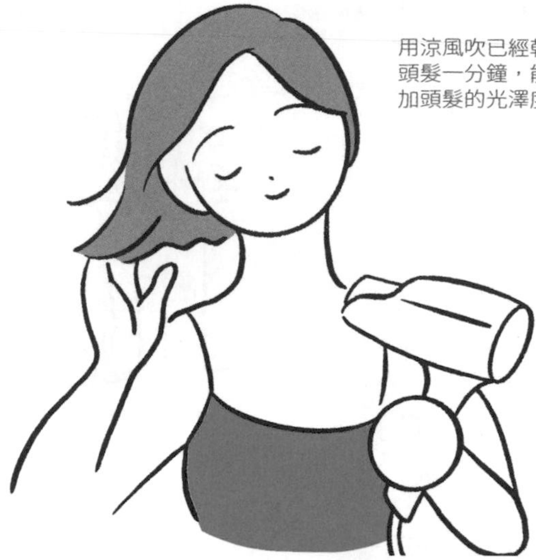
用涼風吹已經乾的頭髮一分鐘，能增加頭髮的光澤度。

雖然有越來越多人喜歡在夏天時讓洗好的頭髮自然乾，但既然有方便使用的吹風機，還是把頭髮徹底吹乾吧！

雖然確實是很基本的事，但因為非常重要，所以在這裡還是要提醒大家。

請一定要把濕頭髮吹乾！

尤其在開始開冷氣的季節，濕頭髮可能會對健康帶來明顯不良的影響。

這種不良的影響稱為「首風」，是指因濕頭髮讓頭部寒冷發涼，進而引起感冒（讓人感到吃驚的是，這在兩千年前的醫學著作《黃帝內經．素問．風論》裡就有記載[5]）。

風的特性是「變化」。如果忽略頸部受寒的問題，就可能導致其他的疾病，例如與頸部相連的頭部也會因過度受涼引發頭痛。此外，脖子受涼也可能讓人在隔天早上落枕。

另外，為了保持毛囊健康，也要盡量縮短頭髮潮濕的時間。

5 譯註：原文為「新沐中風，則為首風」，意思是一個人如果剛洗頭，吹風受了風寒，就會形成首風病。

用三溫暖體驗極致的舒暢

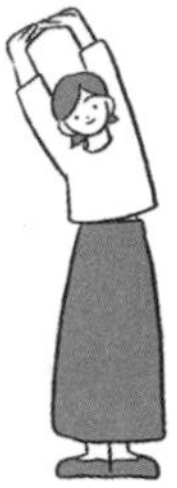

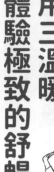

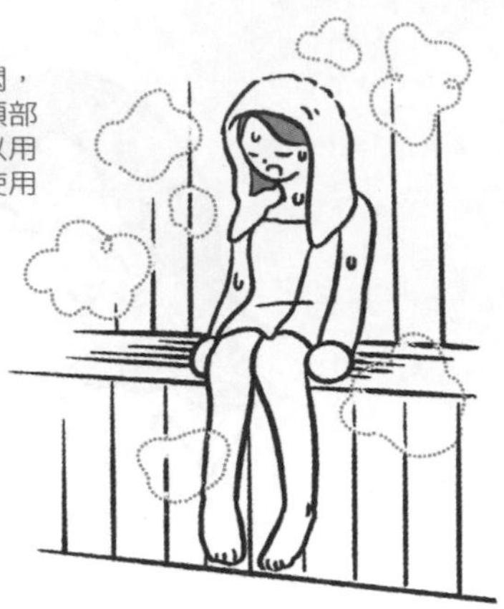

洗蒸汽浴會感到很悶，呼吸困難，不喜歡頭部過熱感覺的人，可以用毛巾包住頭部，或使用「桑拿帽」。

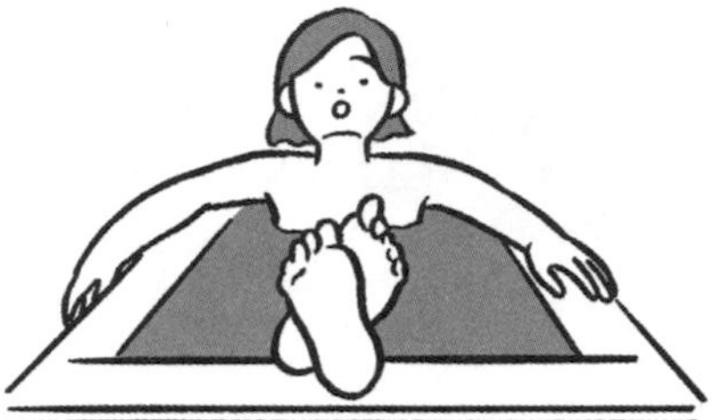

不喜歡冷水浴的人，可以把手腳露出水面。

※三溫暖對於有心臟病或高血壓等病史者或孕婦，有一定的危險性，使用時一定要遵守設施的指示。

天氣熱的時候，其實最適合洗三溫暖。依據**「陰陽轉化」**（第131頁）**的原則**，夏天陽氣旺盛，陽極之際，也是從陽轉陰的時刻，所以**三溫暖能幫助我們降低體內深層的熱**。

在夏季可以反覆進行**「蒸汽浴↓冷水浴↓外氣浴[6]」這樣的循環**，利用高溫刺激毛孔擴張，促進排汗；再藉由冷水浴降溫，刺激毛孔收縮，促進血液循環。這兩者交互進行，可以幫助打開毛孔，促進身體循環和新陳代謝，並排出毒素。

不習慣洗蒸汽浴的人，不妨從短時間開始嘗試。冷水浴的時間也不用太長。根據蒸汽浴的溫度，入浴時間會有所變化，如果是九十度的蒸汽浴，大約泡五至十分鐘。冷水浴也依水溫而定，時間大約在一至三分鐘之間。

6 譯註：至休息區休息、補充水分。

7月 第2週 休息

骨盆直立，告別坐姿疲勞

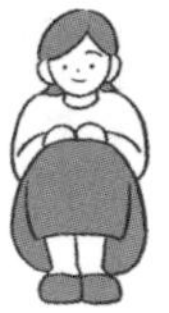

確認骨盆是否有前傾的方法

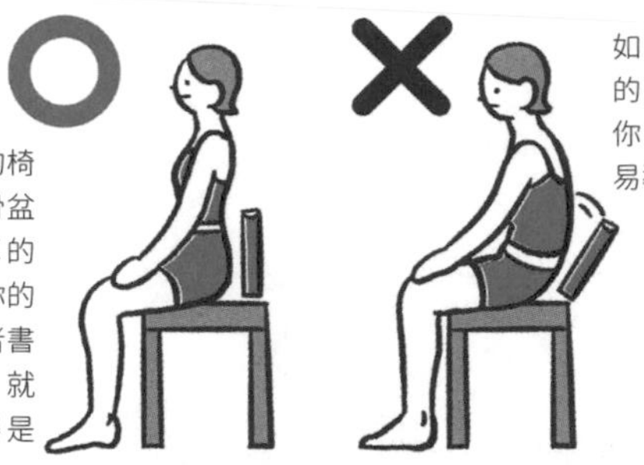

坐在沒有靠背的椅子上，在背部骨盆處放一本較厚的書，如果書往你的方向倒下，或者書保持直立狀態，就表示你的坐姿是OK的。

如果書本往你身體的反方向倒，表示你的骨盆後傾，容易導致坐姿疲勞。

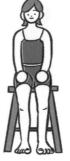

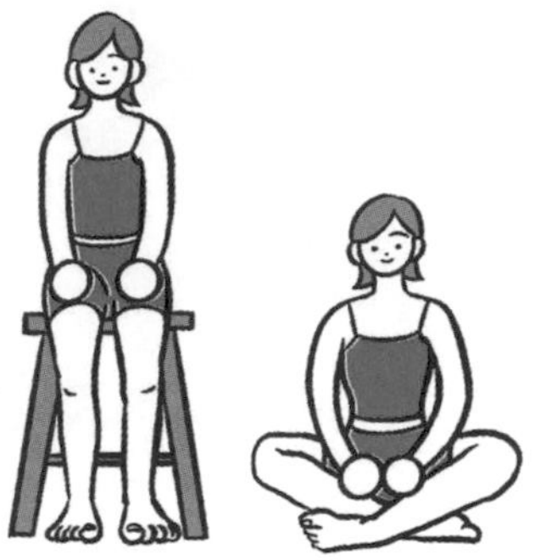

選擇容易讓骨盆直立的椅子或坐姿。

坐在稍硬的椅子上，雙腳微開。坐在地板上時，建議採盤腿坐姿。

除了睡覺之外，基本上我們讓身體休息的時間，幾乎都是坐著的。**但當大家坐著的時候，真的有好好放鬆休息嗎？**

能讓身體放鬆的坐姿，重點是骨盆要稍微前傾。當我們靠在椅背上時，骨盆會後傾，但即使不靠在椅背上，骨盆也有可能是後傾的。為了判斷骨盆是否前傾，請參考上面的插圖。**在背後骨盆處放一本字典大小的厚書**（也可以用面紙盒代替）**來測試**。

坐著的時候，選擇**較硬的椅子**，並且雙腳微開，這樣的坐姿能幫助骨盆直立。坐在地板或榻榻米上時，採用正座[7]或者盤腿的方式，骨盆更容易挺直，也更能保持良好的姿勢。從放鬆身體的角度來看，盤腿坐會比正座更好。

7 譯註：坐在腳跟上的坐姿，雙膝彎曲，臀部坐在腳跟上，背部挺直，肩膀放鬆，頭部抬高。是傳統的日本坐姿，在日本的茶道、武道等活動中經常使用。

梅雨季結束，體驗沁涼消暑的水上活動吧！

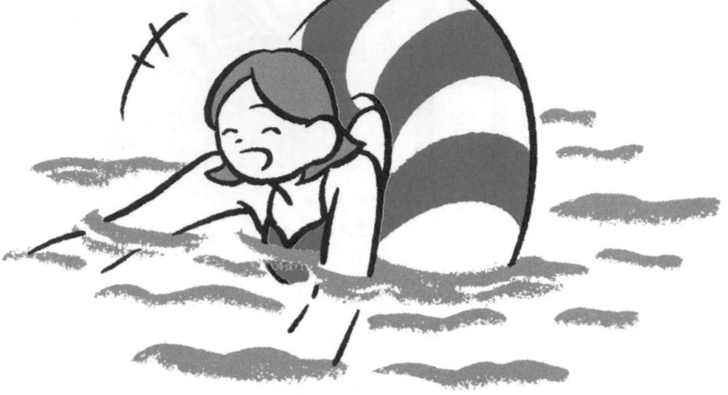

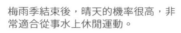

梅雨季結束後，晴天的機率很高，非常適合從事水上休閒運動。

在日本關東到九州一帶，通常梅雨季會在七月十五至二十日之間，也就是「海之日」[8]前後結束。此時我們可以前往海邊、湖邊或游泳池，盡情沐浴在陽光下，**補充梅雨期間的日照不足**。曬太陽除了可以生成維生素D，還具有強化骨骼，打造強健體魄的效果（第102頁）。

梅雨結束後，波浪會變平靜。雖然從事衝浪的人喜歡較強的海浪力道，玩風帆衝浪的人也喜歡風大，但對於想要安全舒適地享受海洋休閒的人來說，此時「無風」的狀態是最理想的。

順帶一提，在日本太平洋沿岸，通常在八月盂蘭盆節[9]左右，由於受到颱風的影響，海水溫度上升，海浪也會變高，同時還會出現水母和赤潮[10]的現象，海水浴季節就此結束。然而因為九月底水溫依然很高，所以只要颱風過後，在九月仍適合從事水上休閒活動。

8 譯註：日本的國定假日，為每年七月第三週的星期一。

9 譯註：日本夏天時祭祀祖先的傳統活動。

紫蘇果汁是健康時髦的夏日飲品

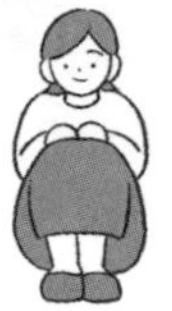

[紫蘇果汁的做法]

1

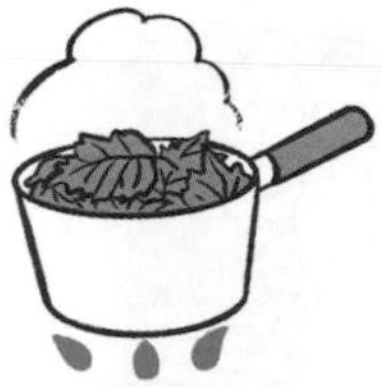

把洗過的紫蘇放入煮沸的熱水中，煮約 5 至 10 分鐘。每公升的水約使用 200 克的紫蘇葉。

2

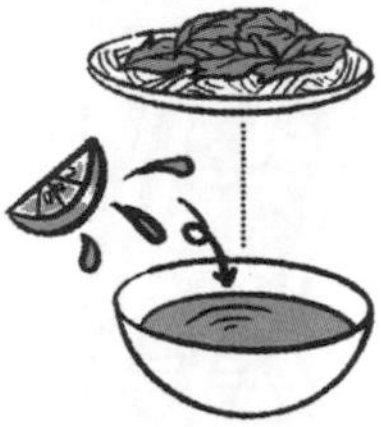

熄火後待水溫下降，再以濾網過濾。每500cc的紫蘇汁加入一顆檸檬汁，再依據個人喜好添加蜂蜜或糖。

3

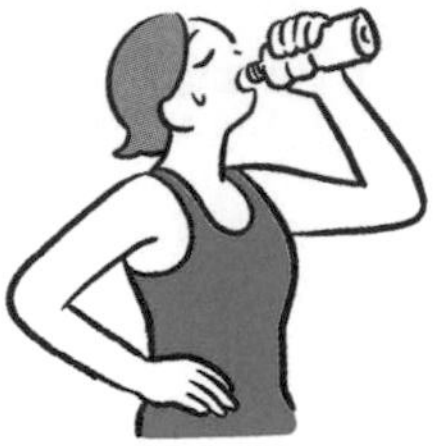

把完成的紫蘇果汁裝在消毒過的水壺裡，外出時隨身攜帶。紫蘇果汁請盡量在製作當天喝完。

在酷熱的夏季，預防中暑的基本原則是**「在感到口渴之前就要喝水」**。所以早上起床後就要先喝杯水，而且整個上午都要確保喝足夠的水。

除了補充水分外，還要補充自然界的能量，以增進身體健康。

這個星期，我們可以將當季的紫蘇製作果汁。紫蘇含有大量有助生成細胞和黏膜的β-胡蘿蔔素、能使身體更活躍的維生素B，並補充運動時容易流失的鉀和鈣。

紫蘇果汁可以裝在經煮沸消毒過的瓶子裡冷藏，也可以放入有保鮮夾鍊袋內冷凍。冷藏的紫蘇果汁應盡快喝完，冷凍的食用期限約為一個月。

紫蘇果汁也適合運動時防止虛脫或外出補充水分時飲用，請各位一定要喝喝看！

10 譯註：又稱紅潮。由於某些植物（如：藻類）或浮游生物過度繁殖而導致海水變紅或呈現褐色、綠色等，並產生毒素，降低水體的氧氣含量，對水生生態系統產生負面影響。

7月 第4週 活動

沉浸當下的美好，進入心流狀態

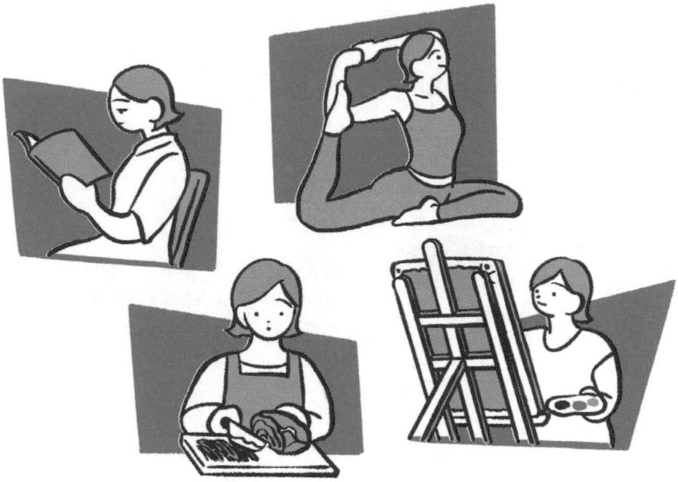

在規定的時間內，專注於自己喜歡的事情，並樂在其中。如果你能集中精神卻絲毫不覺得疲憊，那麼很可能就是進入「心流狀態」。
此時，可能會發生一些出乎意料之外的好事喔！

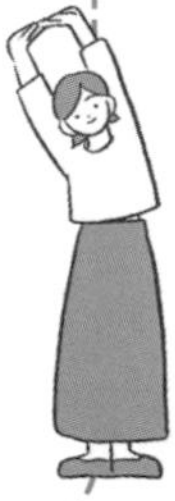

你體驗過進入「心流」狀態的感覺嗎？這種感覺類似「全神貫注」和「做任何事都很專注」。小時候，大家應該都曾因玩得太高興而忘了時間吧？心流就與這種經驗相當接近。

在七月時，我們的身心都會感到很充實，所以這是個很容易能進到心流狀態的月份。

一個人在進入心流時會不知疲倦，還能發揮意想不到的好表現。這個星期讓我們來實踐「盡情做自己喜歡的事」，試著進入「最佳狀態」吧。

在這個時期，身體的彈性和靈活度俱佳，所以在進入心流狀態後，要持續這股動能，告訴自己「現在的狀態很不錯喔」，積極參與各種能讓你感到興奮、愉悅的活動，讓身體盡情動起來。

從事已經掌握並且可以在無意識情況下憑本能完成的事情，例如切菜這種有節奏的簡單工作，或是電腦打字之類的日常工作，比較容易進入最佳狀態。

7月
第4週
休息

如果受傷，就要好好休息

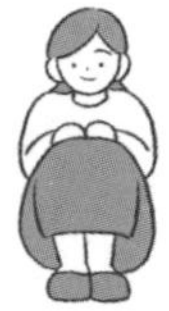

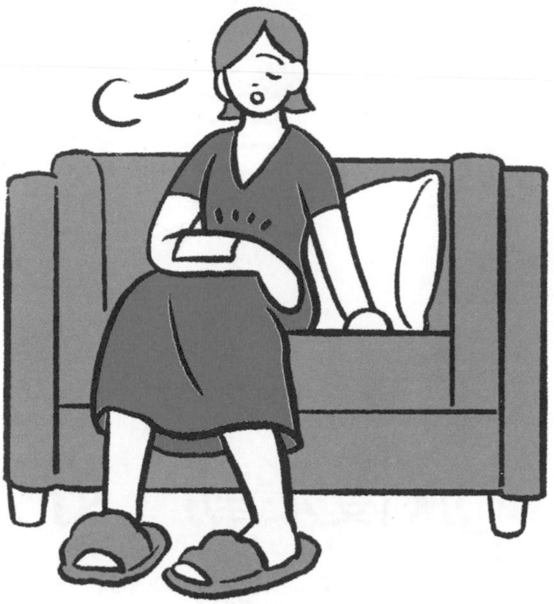

為了不讓身體不適，就算還能動，也不應該勉強自己，請好好地休息吧。

到了七月的第四週，為了準備進入秋季，應該趁此時好好養生，別讓夏天的疲勞殘留體內。

通常，夏天的身體不適，只要繼續正常活動就會逐漸恢復。但**如果身體受傷，就代表活動過度，要好好休息才行**。

漢方醫學認為，人過了十四歲後，來自父母的能量，即「先天之精」就會耗盡，之後就得靠「後天之精」，也就是從食物中獲得能量以維持生命。

一旦受傷，**能量就會從傷口流失，受傷腫脹的部位也會破壞身體的陰陽平衡**，導致受傷部位以外的其他地方也出現問題，身體整體狀況變差，引發慢性症狀。

所以，在告訴自己「這個夏天真的玩得很開心！」好好犒賞自己之餘，也要適時放慢生活步調。

長夏

Long Summer

8月

放慢活動，好好放鬆

制定對策，預防夏、秋兩季的身體不適

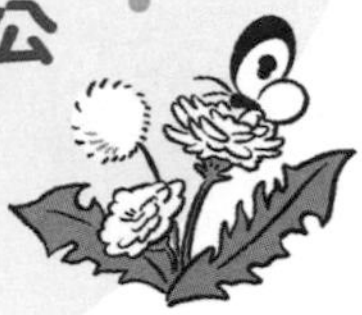

「長夏」是介於夏、秋的第五個季節

大家聽說過「長夏」這個季節嗎？

「長夏」原本是指夏秋之間，從六月十五日左右持續到九月中旬，這段**「高溫多濕的雨季」**。

過去到了「立秋（八月七日左右）」時，早晚就會感覺到些許涼意，濕氣也會減少，這表示即將進入秋天的生活。這段期間，如果碰到颱風或陰雨連綿的天氣，可以採用「長夏」的健康養生法。

只是近幾年，即使到了八月，

甚至過了九月二十三日左右的「秋分」，乃至到十月，濕度依然高到讓人誤以為是在亞熱帶或熱帶地區，完全不像身處絕大部分地區屬於溫帶氣候的日本，這也讓許多人身心倍感不適。

因此，本書雖然把八月視為長夏，但是考慮到近年的異常氣候，除了本章的八月，第三章秋天的九月也會介紹如何在長夏時期養成「活動」和「休息」的習慣。

喝冷飲搭配油膩的肉類，是絕對ＮＧ的飲食法

不管天氣是炎熱或是涼爽，由於日照時間會在夏至到達頂峰後逐漸縮短，人體的新陳代謝也會隨之下降。

同時，長夏濕氣重，一旦超出人體的負荷，而造成病徵出現的現象，就稱為「濕邪」，尤其容易損傷脾胃陽氣，因此要**特別注意「脾」的不適**。脾是人體消化和吸收的中心，負責生成和運送來自飲食所獲得的能量（亦即前面提到的「後天之精」或「水穀之精」）。

要是脾胃功能失調，就會出現全身倦怠、四肢無力、腹部不適、腹瀉、打嗝、食量減少，以及沒胃口等症狀，身體也會變得沉重無力，這些都是所謂**「苦夏、苦秋」**的現象。

而這個時期天氣陰鬱，也和前述的身體不適狀況有關。從「天人合一」（第21頁）的觀點來看，天候和人體運行的節奏相同，然而只要注意氣候變化的狀況，就能改善健康問題。

長夏時期的健康重點要放在**「讓脾充滿元氣」，排除體內的濕氣**。因為脾「喜燥惡濕」，在濕氣重的環境下，脾會無法好好工作，形成惡性循環。

有效的做法是，多吃與喝些「好的」食物和飲料。因為長夏被分類為五行中「土」的季節，所以**此時可以食用在土裡成長的東西，藉此補充「土」的能量**，並調理與脾互為表裡的「胃」，把濕氣趕出體內。

那麼，什麼是「好的」飲食呢？具體來說，可以吃紅薯、玉米、南瓜等黃色食物，或是芋頭、蘿蔔、胡蘿蔔等根莖類植物。這些食物的特色是「咀嚼越多次，就越能感受到這些食物自然的甜味。」不過有一點要注意，因為白糖產自南方炎熱的地區，具有降溫的功效，在夏天時能讓身體冷卻，對怕熱的人來說確實不錯，但在時序進入長夏後最好停止食用，建議以產於北方寒冷地區，具有暖身性質的「甜菜糖[11]」取代。

至於長夏時少碰為妙的食物，則是冷飲、冰品和冰冷的甜點。尤其要避免喝冷飲搭配油膩的肉類，因為這種飲食組合會讓吃進腹內的肉類油脂，在腸胃中冷卻並凝固，增加胃腸道的負擔，對身體不利。

另外，**雖然沙拉或果昔是對身體有益的食物，但在長夏時仍應少吃為宜。**夏季蔬菜是涼性食品，可以幫助身體降溫（第119頁），但生吃這些食物會讓身體變冷，使體質偏「陰」，讓體內積聚濕氣，削弱「脾」的運行力量。

11 甜菜糖是日本一種茶色的糖，其原料甜菜也被稱為「砂糖蘿蔔」，只在北海道種植。

八月 August

強化下半身的運動，促進體內循環

活動 50%

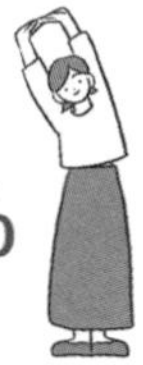

休息 50%

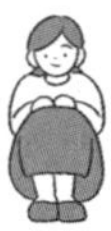

別消耗太多能量，讓身體適度休息

雖然到了八月七日左右的「立秋」時，氣溫依然很高，但在曆法上已經進入秋季。過了立秋依然保持高溫高濕的氣候稱為「長夏」。前面提過，近年來長夏有變得更長且更炎熱的趨勢。

大約在八月二十三日的「處暑」，本來是指暑氣消退時[12]，早晚都能感受到初秋的氣息，但白天的悶熱還是常讓人感到不太好受。另外，此時也是颱風季的開始。

也就是說，**雖然天氣還是很熱，但身體基本狀態已經進入「秋天」模式**。從春天到夏天不斷往上升的「氣」的能量，在過了立秋之後，氣就會開始往下沉降，朝向足部收斂。與此同時，伴隨日照時間縮短，新陳代謝也會逐漸下降，人的自癒力能量會減弱，因此預防夏日疲勞症候群和秋乏症候群很重要。

另一方面，天氣越熱，人體的基礎代謝就越高，身體也會消耗更多能量。因此，需要根據炎熱的程度，預估能量的使用情形。如果**這個月你每天都有做一次運動的習慣，就不用再做額外的運動**。

與七月之前的夏季不同的是，過了立秋，要注意讓自己好好休息。你可能會覺得這個月「活動」和「休息」的比例和上個月相比出現很大的變化，但「只要運動了，就要好好休息」，是最適合八月的生活方式。

適度流汗，多做下半身的活動

八月的活動，要注意**從下半身開始活動，也就是進行需要腿部、臀部和腰部參與的運動，就能促進身體的氣血循環**。利用夏天透過活動所積累的肌力，促進體內循環。

12 譯註：即為「出暑」，代表炎熱酷暑即將終止。

舉例來說，小腿有「第二心臟」之稱，因為離心臟較遠，所以身體的血液循環得違抗重力才能回到心臟。但只要充分利用小腿這個肌肉泵浦，就能讓身體感到輕鬆些。

到七月為止的夏天，我都建議大家要透過運動暢快流汗。但從八月起，**運動量就要以「介於流汗和不流汗之間」為標準**。儘管流汗對於調節體溫很重要，但要是出汗過多，反而可能讓身體疲累，因此請輕鬆且適量地做運動吧。

胃腸不好的人要吃加熱過的食物

夏天人們常會喝冷飲、吃生食，容易導致腸胃受寒，無法很好地消化和吸收，因此應該**少吃冰冷的食物，生食也要加熱過再吃**。中國人自古以來就沒有生食的習慣，為了殺死食物裡的細菌，促進消化和吸收功能，不論食物或飲料，都會加熱後才食用。

消化是指食物和飲料進入口腔後，經過食道↓胃↓小腸，逐漸被分解成營養素的過程。養分主要在小腸被吸收，而食物的水分（水和鈉離子）則是在大腸被吸收。

為了幫助消化吸收，建議大家可以喝「濃湯」，讓受寒的臟腑逐漸變溫暖（第161頁）。

另外，用醋入菜，對促進消化和吸收也很有幫助。

如果你沒有時間將蔬菜烹調煮熟，或本來就喜歡吃沙拉，可以把生蔬菜放進微波爐加熱一到兩分鐘再做成沙拉。這麼做能保持蔬菜清脆的口感，也十分美味。

在高溫的東南亞地區，當地人會吃很多水果，這是因為水果對身體有降溫的效果。然而即使水果再香甜，仍應依據身體狀況適量食用，畢竟生吃水果還是會對胃腸造成負擔，建議盡可能加熱過再食用，例如烤香蕉就是很不錯的選擇。水果加熱過後口感也會有所改變，能讓我們享受到品嘗水果的不同樂趣。

讓能量循環全身的「握手伸展操」

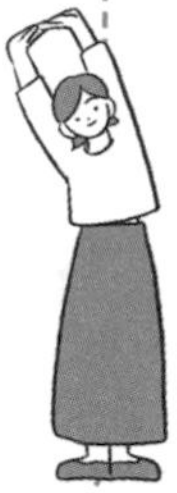

[能活化氣血循環的穴位]

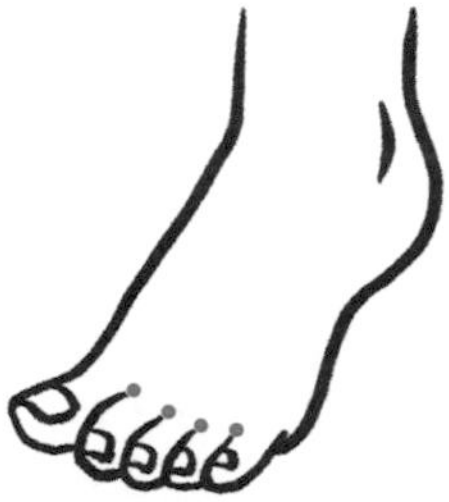

【八風穴】
位於足背，雙腳腳趾縫之間，
左右腳各有 4 個穴位。

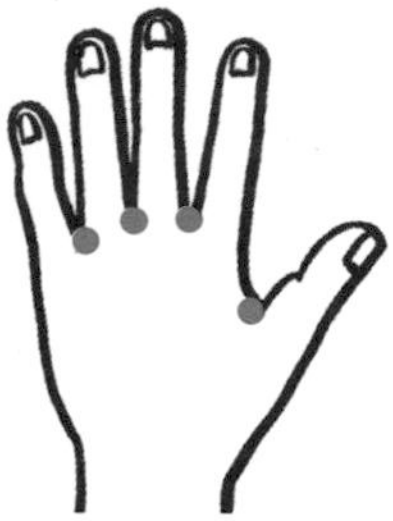

【八邪穴】
位於手背，雙手手指指縫之間，
左右手各有 4 個穴位。

[握手伸展操]

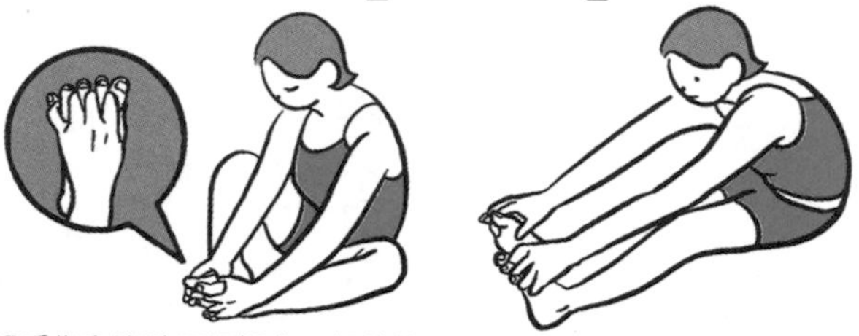

透過手指和腳趾互相握在一起做伸展。
如果你的身體僵硬，氣血循環不暢，可能連「握」的這個動作都很難做到。
盤腿坐→身體前屈→最後轉動腳踝。

這週是從夏天過渡到長夏和秋天，血管擴張加速的時期。

此時**刺激位於腳底的「八風穴」及手掌底的「八邪穴」，就能讓能量從手指指尖傳送到腳趾趾尖**，也就是把能量順利交棒給秋天的身體。

建議大家可以試試「握手伸展操」，方法是把右手和右腳、左手和左腳的指頭互相握住，然後盤腿讓身體前屈。

參照上面的插圖，將手指從足背上方插到腳趾之間，就可以分別刺激「八風穴」和「八邪穴」。

握手伸展操不僅能活動身體的各個部位，還可以改善神經痛、睡眠障礙、頭痛、麻痺及風濕這類會造成手指僵硬的問題，也有益於調整自律神經和預防腦血管疾病。

總之好處多多，請各位務必試試。

鹽浴能幫助入眠

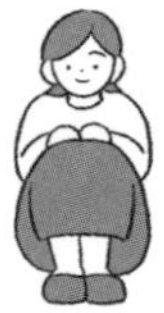

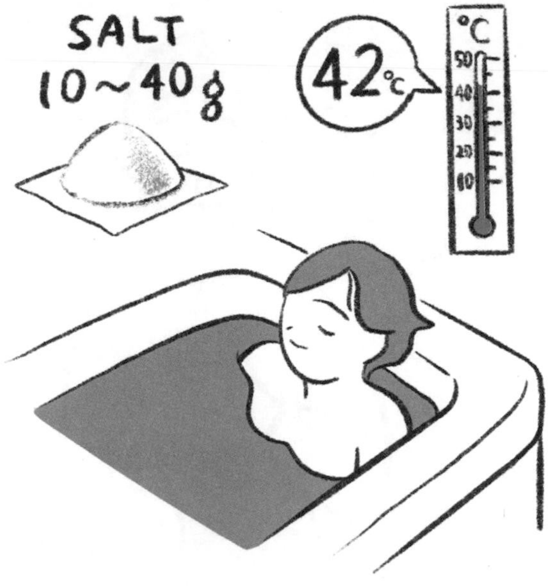

身體容易因為潮濕而長出小疙瘩的人，可以利用鹽的殺菌作用，改善肌膚狀況。
此外，鹽還具有阻止身體正常菌群暴走，防止感染的效果。

過了盛夏，免疫力就容易下降（第164、165頁）。為了**提高免疫力，要先增加睡眠**。

然而**如果受到殘暑[13]的影響，導致夏季旺盛的「氣」無法消退，就會睡不好**。若你經常出現多汗、難以入眠、容易夜醒等症狀，不妨試試鹽浴療法，泡澡時在水裡加入十至四十克的粗鹽。可以先從十克開始嘗試，再逐漸增加用量。

鹽可以促進流汗，幫助人體排出毒素，並釋放體內積聚的多餘熱量，也有安眠的效果。建議大家可以連續泡約一個星期的鹽浴。

有不少人在夏天洗澡時，只淋浴而不泡澡。但我建議大家一年四季都要泡澡。尤其**當時序進入濕氣容易讓人感到不舒服的長夏時，建議還是泡澡比較好**。泡澡可以提高新陳代謝，排出體內多餘的水分。在天氣炎熱時，可以用約四十二度略熱的水短暫泡澡。當然，做個鹽浴會更棒。

13 譯註：日語的「殘暑」是指立秋過後仍持續的炎熱天氣，類似中文裡的「秋老虎」。

8月 第2週 活動

深呼吸是壓力的最大剋星

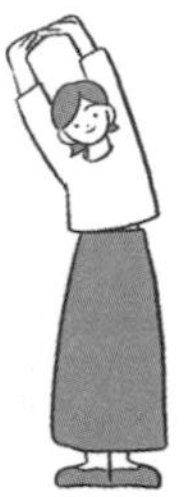

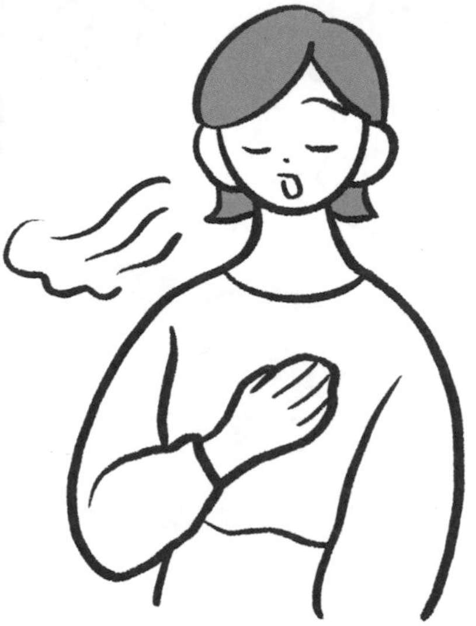

即使你覺得自己已經深呼吸並吐盡肺裡的空氣，其實仍有大約1至1.5公升的空氣留在肺裡。
當你吐完氣後，如果仍覺得心情不太舒暢，這表示只做一次深呼吸還不夠。
多做幾次，徹底呼出肺裡的空氣，再開始做事。

春夏養「陽」，秋冬養「陰」，這是漢方醫學的基本原則。處於夏末秋初的長夏，身體正處於由陽轉陰。

五至七月是身心都在最佳狀態的高峰期，但進入八月後，如果還維持與先前同樣的生活節奏，就會讓「氣」持續在上升狀態。**如果在八月覺得自己持續處於活躍的興奮狀態，那就要小心了。**因為這種充滿活力的感覺可能會讓你拚命消耗體力和精力，無法察覺身體發出的疲勞信號。

為了確保在日常活動中能獲得充分的休息，首先我們要調整心態，讓心情進入秋天模式，這樣，身體也會逐漸邁入秋天的狀態。

具體做法是，在做事情之前，先深呼吸，待心情平靜後再開始行動。吐氣時請想像自己正把肺裡的空氣全都排出體外，藉此放鬆心情。

為了不過度消耗能量，有時也要有所取捨，例如**有意識地減少外出的頻率，最好降至七月的一半左右**。

8月

第2週

休息

豆類、玉米和牛蒡是除濕食物

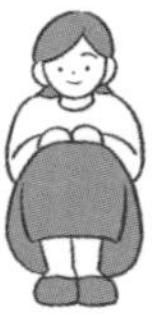

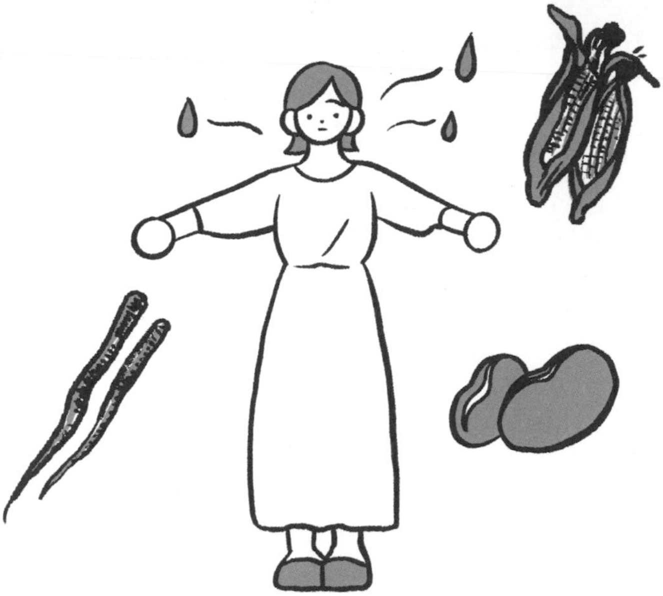

「利尿作用」和「整腸作用」是為身體除濕的關鍵。
讓我們借助食物的力量，來促進「排泄」的功能。

當遇到颱風或連續降雨，**濕氣容易滯留體內，使人變胖**。此外，**有些人身體受潮，還會出現神經痛、腰痛和脖子痛等症狀**。有這種困擾的人，應該多吃豆類、玉米和牛蒡這類能祛濕的食物。

豆類不只是高蛋白的食物，還能排除體內濕氣。如果想更方便食用，可以多煮些毛豆冷凍起來，這樣就可以隨時解凍食用。

至於玉米，削下玉米粒後，可以用來炒菜，或在煮咖哩時最後再加入，迅速加熱，就能增加其甜味和口感。

牛蒡有強大的排毒作用，對「腎」很有益，還能幫助身體抵抗盛夏的高溫。牛蒡可以搭配雞肉或鮭魚，與米一起煮成「日式雜煮飯」。也可用日式高湯燉煮牛蒡，再加入豆漿或味噌做成濃湯。如果覺得切牛蒡絲很麻煩，可以斜切成薄片，和牛肉一起做成「時雨煮」[14]。再多放些生薑，不僅可以暖和身子，還能使美味加倍。

14 譯註：可以在短時間內快速烹調好的料理。

能讓肌肉緊實的下半身運動

由於八、九月的天氣相當炎熱，因此這兩個月我們可以在室內做運動，尤其是強化下半身的運動（第151頁）。

這個時期因為受到高濕度與低氣壓的影響，新陳代謝會變差，可能還會覺得懶懶的，做任何事都提不起勁，這就是所謂的「夏日疲勞症候群」。此時可藉由下半身運動，使積聚的氣血循環至全身，在一定程度上維持新陳代謝的能力。只要能在夏天充分運動，進入八月後，身體就會具有足夠的肌力，關節的柔軟度也會顯著提升。

在這裡向大家介紹兩種運動。第一種是瑜伽的「女神姿勢」。做法是在站立時，把髖關節向左右兩邊大幅屈曲，類似深蹲的姿勢。這樣做可以刺激大腿和小腿的肌肉，變得更緊實有力。

第二個運動是「抬臀運動」。做法是在仰躺時抬起臀部，能讓臀部周圍以及大腿和背部的肌肉變得緊實。

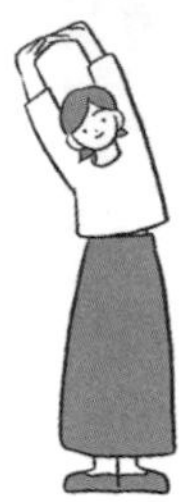

〔 女神姿勢 〕

1. 雙手合十放在胸前。雙腳張開至比肩稍寬，腳尖略向外。
2. 大口吐氣，同時把膝蓋彎曲成 90 度。手保持在胸前中央的位置。
3. 保持步驟 2 的姿勢，繼續呼吸 3 到 5 次。如果可以，請踮起腳尖，保持 5 到 10 秒。

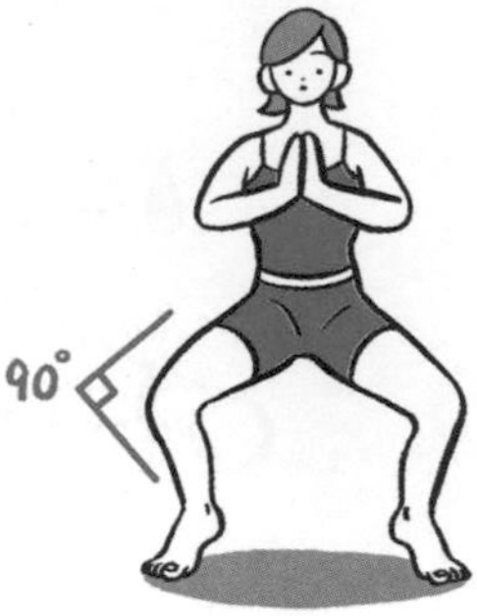

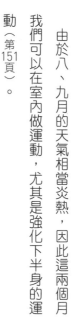

〔 抬臀運動 〕

1. 身體仰躺，膝蓋彎曲，然後踮起腳尖，使腳跟靠近膝蓋下方。雙手輕鬆地置於身體兩側。
2. 一邊吐氣，一邊用手腳往下壓地板，骨盆向上抬。保持這個姿勢 10 秒以上，直到把氣吐盡為止。
3. 接著在吸氣時，慢慢放低骨盆。
4. 注意呼吸的節奏，重複 1 到 3 的動作 10 至 30 次。

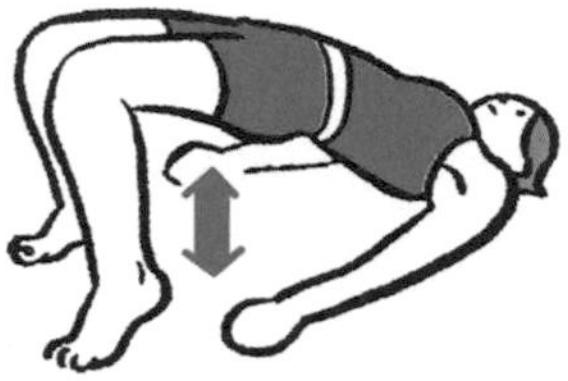

緩解腹部不適和水腫的按摩法

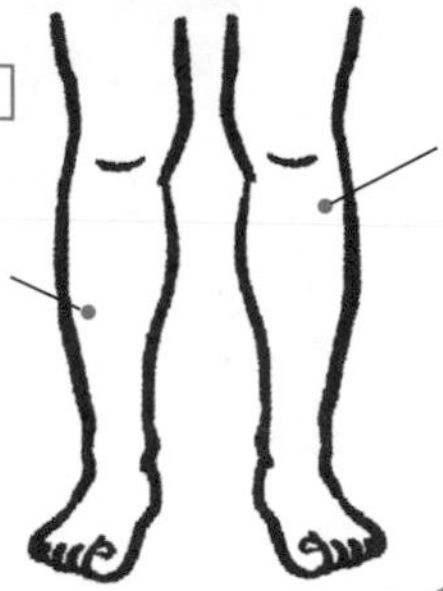

〔能緩解腹部不適和水腫的穴位〕

【豐隆穴】
外踝上方 8 寸處（約位於小腿正中央，再往上一個大拇指的高度）。
或是先找到膝蓋骨外側凹陷處，與外腳踝連線的中點即為穴位。
※ 8 寸＝兩個 4 指（食指至小指）再加上 3 指（食指至無名指）的寬度。

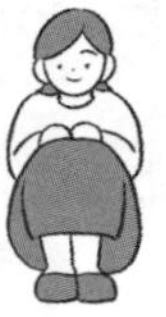

【足三里穴】
膝蓋骨外側下方約四指處。

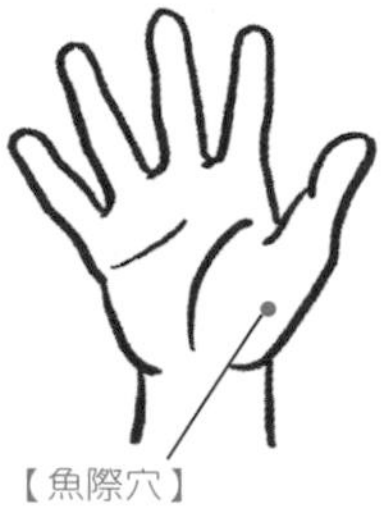

【魚際穴】
按摩腳時，可以活用魚際穴（第 221 頁）。

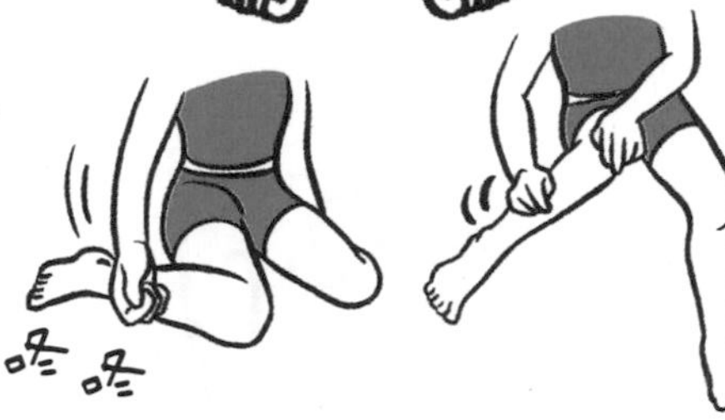

1 採雙腿向兩側分開，臀部著地的鴨子坐姿，手輕握拳，從小腿上方慢慢往下方移動。握拳後以小拇指那一側輕敲足三里穴和豐隆穴 10 次。另一隻腳也進行同樣的步驟。

2 用手掌的魚際穴從小腿下方往上按揉小腿。另一隻腳也進行同樣的步驟。

前面已經介紹許多如何應付長夏時身體不適的方法，但有些人還是會出現水腫、腸胃不適、四肢無力、無法活動等問題。

建議可以**以「足三里穴」為中心，按摩腿部的胃經**，來緩解症狀。胃經位於小腿外側，此處無論過硬或鬆軟無力，從健康的角度而言都不是好現象。

另外，如果你的腿部像魚腹般光滑，閃閃發亮，很可能是身體出現嚴重的水腫。水腫會在體內施壓，使皮膚表面的皺紋或凹凸消失，變得平坦。雖然皮膚變光滑感覺是件好事，但這其實是在提醒人們，得立刻採取解決水腫問題的警訊。**我們可以藉由按摩位於胃經的「豐隆穴」，緩解水腫的症狀**。

此外，若在**一月底的大寒到二月四日立春期間**，也進行本頁提到的穴位保健，那麼無論是在長夏、季節交替，以及梅雨和颱風來臨時，你都將更容易度過這些時期。

最實在的腿部訓練動作——弓步走和大步走

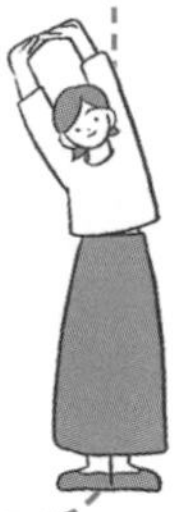

［ 弓步 ］

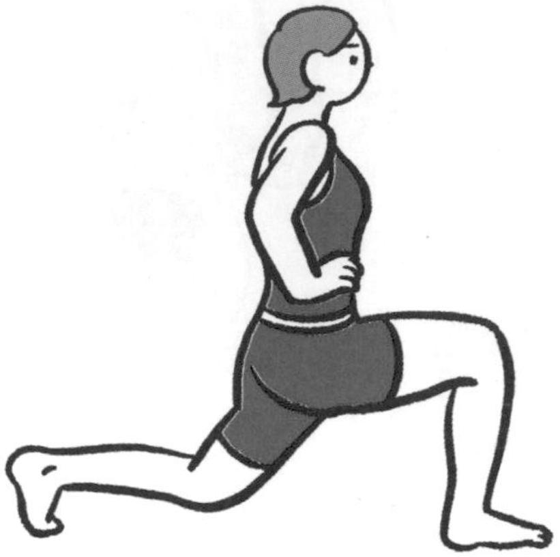

大拇指與腰部接觸的部位是「志室穴」，按壓這個穴位可以緩解生理痛和預防腰痛，還能讓身體變柔軟。在做弓步時，別忘了同時按壓志室穴。

1. 雙腳張開與肩同寬，腳尖朝正前方。骨盆保持左右對稱。
2. 用力收緊下腹，挺胸，雙手插腰。
3. 筆直向前踏出一步，以腳後跟→腳尖的順序著地。前腳膝蓋位置要在腳後跟的正上方。大腿與地面保持平行。提醒自己要挺直，就像上半身有一根線從頭、背部到臀部，拉著往上提一樣。
4. 前腳蹬一下後，回到後腳的位置，將兩隻腳併攏對齊。然後左右腳交替，重複做步驟1至4的動作。

在清晨和傍晚天氣較涼爽的時段，可以進行由「步行」衍生發展的健康運動。

第一個運動是**「弓步」**。弓步不僅適合在室內進行，在戶外鍛鍊也很舒服。此外，我還想附帶推薦**「弓步走」**，做法是在完成弓步後，再用後腳蹬一下地面，回到前腳的位置，然後再往前走。與弓步相比，弓步走對身體的負荷較少，所以可以多做幾次。大家不妨依照自己的體力以及地點和天氣的狀況，選擇做弓步或弓步走。但無論做哪一種，都要**讓身體朝正前方**。

第二個運動是**「大步走」**。做法很像大家小時候玩「鬼抓人」時，當鬼的人喊「停」之後，只能走十步去抓人，被抓到的人則當下一次的鬼。大家在做大步走時，可以一邊回想兒時玩鬼抓人的記憶，同時盡可能讓自己以最大的步幅走十步（雖說是大步走，但實際上更像跳躍的動作）。

大步走的重點在於要盡量以自己最大的步幅，一步一步慢慢走。

喝碗消暑的濃湯

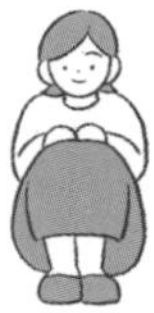

使用葛粉製作的簡易玉米濃湯

材料（3人份）
玉米罐頭（玉米醬類型）……1小罐（180g）
雞湯粉……1大匙
水……600ml
葛粉……15g
（先用2大湯匙的水將葛粉調勻）
雞蛋……1顆
（將蛋打散。若是較小顆的雞蛋，可以使用2顆）
乾枸杞（使用前先用水泡發）……適量
巴西利……適量

1

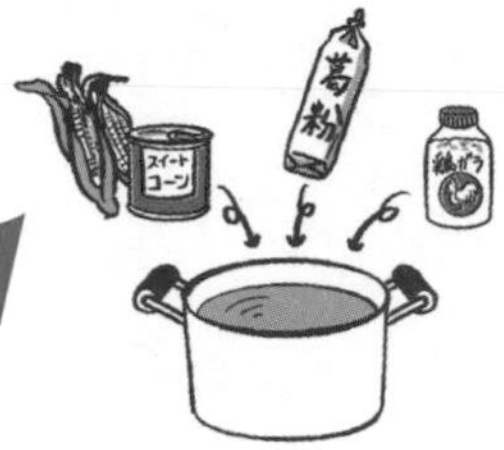

鍋裡放水，加入雞湯粉、玉米攪拌。用中火煮沸，接著加入用水調勻的葛粉，讓湯變濃稠。

2

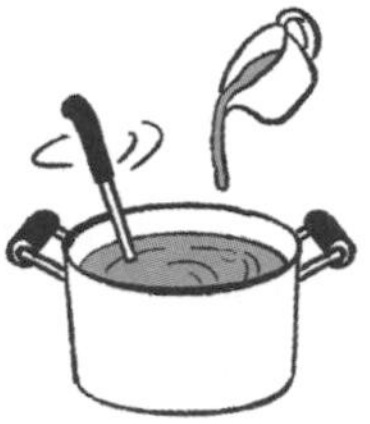

攪拌湯的同時，一邊慢慢倒入打散的雞蛋。

3

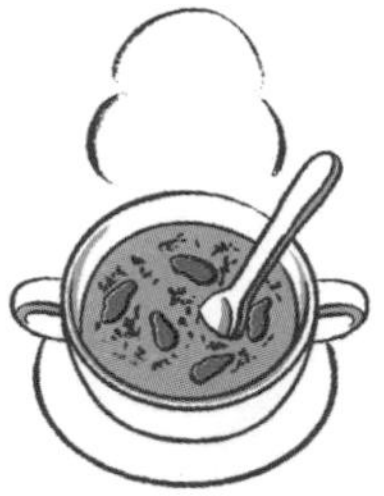

把用水泡軟的枸杞加入湯中，讓湯品看起來顏色更豐富。最後可依個人喜好，撒上切碎的巴西利。

酷暑會導致體熱堆積，令人十分悶熱，臉部和手腳發燙，情緒不穩、頭昏腦脹，更嚴重的話，還會讓人全身無力、疲勞……以上這些症狀都可稱為**「熱疲勞」**。

可以藉由吃富含黏性水分的蔬菜及乳製品，有效排出體內的熱。例如喝以**玉米**、**冬瓜或秋葵**、**豆漿**、**優格**、**起司**等食材所做的湯品。另外，像是**加入生薑熬煮的熱印度奶茶**，也是不錯的選擇。

這裡介紹一道玉米濃湯食譜，只要使用小罐的玉米醬罐頭（180克），就能做出一份玉米濃湯。但這個食譜是三人份，如果你獨居的話，就要把一份湯換算成三碗的分量。

葛粉具有滑順的口感，但在煮熱變冷後容易變白沉澱，所以最好在湯煮好後馬上喝完。如果一次喝不完，可以放入冰箱保存，待下次要喝時再加熱。但建議還是在一至兩天內喝完為宜。

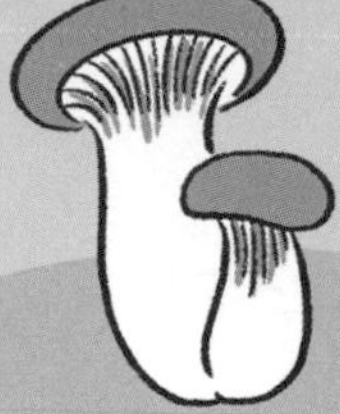

·第四章·

提升免疫力

秋天

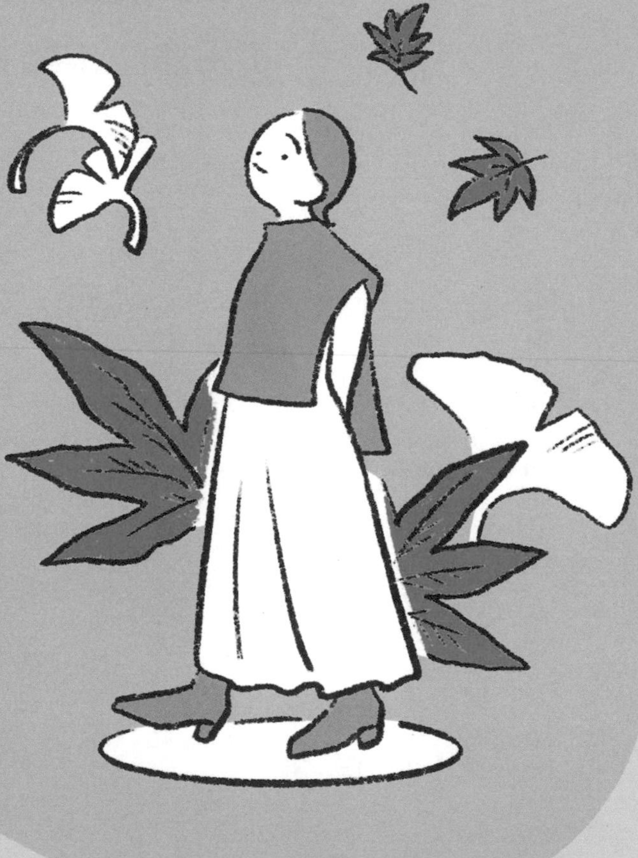

秋 Autumn

9-10月

・提升免疫力・

放慢生活步調，好好放鬆

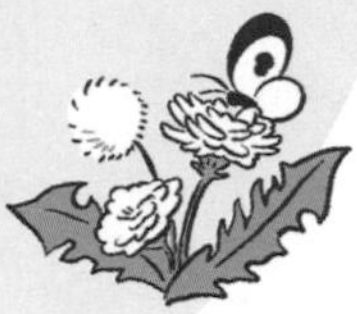

肺臟好，免疫力就好

秋天空氣逐漸變得乾燥，氣候涼爽宜人。然而人體陽氣也會從皮膚外洩，出現陽消陰長的現象。**秋天陽氣漸收，陰氣漸長，呼吸也會變弱**。一旦呼吸系統變差，氣息無力，就會影響免疫力。因此，「提高免疫力」是秋天養生的重點。

在漢方醫學中，「呼吸」是指吸入自然中的清氣，排出體內的濁氣。透過呼吸，體內的氣和水會像霧一樣散布到全身。**負責人體的免疫功能的是「衛氣」**，會透過「肺」的作用散布到皮膚上，形成屏障。

當呼吸變弱，衛氣就無法充分覆蓋皮膚，因而降低屏障功能。如此，身體會對「外邪」（第34、35頁）缺乏防備，易受風邪的入侵。

漢方醫學中的「肺」是指包括肺在內的呼吸系統，也包含皮膚。日語中也有「皮膚呼吸」一詞，這應該還滿容易理解的。

當「肺」的功能下降時，可能導致異位性皮膚炎，同時還會引發咳嗽、喉嚨痛，以及慢性疾病，如哮喘或支氣管炎等。

由於受到花粉症、病毒等問題的影響，現代戴口罩的人越來越多。口罩族的呼吸會變得淺緩，與呼吸相關的肌肉群活動也會變差且僵硬。透過一些扭轉身體的運動，能予以改善（第174頁）。

此外，預防身體「乾燥」也非常重要，要攝取具有滋潤與保濕功效的食物（第175頁），像是「白色食物」就兼具清熱與潤肺之效，如白蘿蔔、蓮藕、山藥、百合根、雞蛋、牛奶、豆腐、豆漿、豬肉、魷魚、白木耳和蜂蜜等，都屬此類食物。

在慢性身體不適的情況下，一個臟器的虛弱也會影響其他的臟器，使病情更加棘手。即使如此，在秋天先調理肺部對改善症狀一定會有幫助，請大家務必試試。

總之，秋季好好養肺，就能提升未來一整年的免疫力。

代謝變慢，不適合減重

為了過冬做準備，秋季時身體會開始儲備能量，新陳代謝也會因而下降，這麼做能夠提高生物的生存機率。與此同時，基礎代謝也會下降。**這兩種代謝降低使得秋季也是一年之中最容易發胖的季節**。想要增重的人，可以善用這個時節。適度的脂肪有助於提高免疫力，而體脂肪則能維持體溫，這對於秋、冬季節可是重要的優勢。

那麼，如果想要在秋天減肥的人該怎麼做呢？

首先，可以把秋天視為「**能維持體重就很不錯了！**」的季節。在這樣的認知基礎上，如果還能略微減重，就要好好誇獎自己：「秋天居然還能瘦下來，我真是太厲害了！」

要是因為無法減重而倍感焦慮，可能會導致壓力性進食。秋天的時令食物中，有不少富含碳水化合物的飲食，如果暴飲暴食、吃得太快的話，體重就會迅速增加，需要特別留意。

其實只要**飲食不過量**，**吃東西細嚼慢嚥**，並在進食時，衷心感謝大自然的恩賜，就是很好的減重法。如果不是因為健康的問題，最好不要在秋天過度減重。以適當的速度，不過度勉強自己，是更健康與能持之以恆的瘦身法。

多自我鼓勵，遠離季節性憂鬱

秋天是把生命力藏在體內深處，準備迎接冬季的時候。要避免激烈運動，保持平和的心情。日語中有「藝術之秋」[1]一詞，我們可以在感受內心熱情與清晰思維時，深入思考，嘗試創作。

秋天時如果過於理性思考，容易讓人心情低落。這時適合用「隨興之所至」、「自然而然」的心態來過生活。當人心平氣和，精神舒暢，就會激發創造力。我們也可以藉由深呼吸，讓情緒穩定。

首先噘嘴，像是發出「嗚」的嘴形，緩慢深長地吐氣。然後放鬆嘴唇，慢慢吸氣。如此重複進行數次。在過程中，用心體會放鬆的感受。

秋天也是萬物開花結果的季節。無論是工作或生活，都要專注將過去的經驗與挑戰轉化為實際成果。一旦有了結果，或達成目標，就會感到格外興奮和幸福。能被周圍的人認可固然很值得開心，但即便是件小事，我們也要積極自我鼓勵與肯定，對自己說：「我做到了！我真棒！」在秋季，有這種積極和自信的心態是最重要的。

1 在日本，因為秋天的氣候舒適，最能讓人聚精會神，細心品味藝術之美，因此常在這時舉行各式各樣的「芸術祭」，也就是與藝術相關的作品展覽。

九月
September

活動
40%

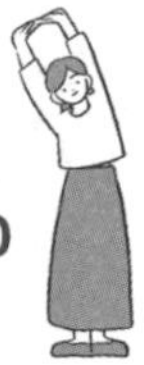

休息
60%

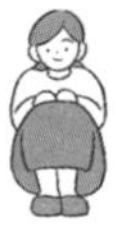

消除夏天和長夏積累的疲勞

不要過度勞累，開啟節能模式

最近這幾年，長夏變得越來越長，酷暑著實令人吃不消。即便進入九月，可能依然感受不到秋天的氣息。有時天氣才稍微涼爽些，很快就又重回炎炎夏日的狀態。

八月時我們把注意力放在如何應對酷暑上，但到了九月，應該清除從五月到八月所積累的疲勞，順利進入「陰」的季節，把身體轉換到「節能模式」。

和八月相比，九月要稍微減少運動頻率，保持活動佔40％、休息佔60％的比例。**本月要養成每週至少進行一次「運動」的習慣**（可能的話，請做兩到三次），**並盡量每天做到**

秋天時尤為重要的早睡早起（第177頁）**，這樣就應該能達成設定的比例了**。

只要身體感受到涼意，再加上日照時間減少的影響，副交感神經容易佔上風。此時在夏天努力活動的身體已經感到疲勞，會想透過休息來恢復元氣。所以此時**與其讓身體「活動」，不如讓身體「休息」**。

不要把行程排得太滿，保留點彈性。習慣提前安排計畫的人，在夏天精力充沛的時候，或許已經做了許多規劃。但秋天的關鍵詞是「清爽」，我們可以趁此時重新檢視個人日程安排，進行適度地調整。**如果你覺得很累，請不要猶豫，就好好休息吧**。

此時身體已開始轉向能量較低的狀態，如果過於勉強自己，或因想太多而心情低落，可能會讓健康急遽下降。不要胡思亂想，讓心情保持清爽舒暢，來度過這個季節轉換的時期吧。

進行有氧運動，讓呼吸更順暢

這個月運動的重點，是從「無氧運動」轉到「有氧運動」。夏天時進行這兩種運動都OK，但有氧運動更能鍛鍊到身體內處的「深層肌肉」。

秋天空氣乾燥，對支氣管及肺等呼吸器官會造成負擔。呼吸器官的運動主要靠橫膈膜和肋間肌這些深層肌肉來控制，所以我們可以藉由有氧運動，讓與呼吸有關的深層肌肉變得靈活而富彈性，呼吸就會更輕鬆。

在運動前，要特別注意呼吸，並進行暖身運動和伸展。

在春夏兩季經常運動的人，到了秋天可以稍微降低運動量，但還是要繼續維持肌力的訓練。

順帶一提，肌肉訓練等無氧運動有提高基礎代謝的效果，但因為秋天的氣溫還不像冬天那麼低，所以無須刻意提高基礎代謝。

早睡早起是初秋的最佳健康法

為了消除夏季的疲勞，初秋時節早睡早起是漢方醫學的基本原則。

雖說「秋夜漫漫[2]」，但秋夜所具有的陰的能量，能提供我們成長與恢復的力量。想善用這種力量，**睡眠是最好的方法**。

隨著日落時間的提前，我們也該早睡。另外因為天亮的時間還是挺早的，所以早起就可以幫助陰陽平衡，使身體更健康。早睡早起是讓身體「休息」的重點，請務必記住。

濕度與呼吸的關係密切

「秋分」[3]代表秋天已經過了一半，晝夜時間等長，在這之後白天會逐漸縮短。正如日語俗諺「熱到秋分，冷到春分[4]」所說，過了秋分之後，我們感受到秋天氣息的日子就會逐漸增多。

養肺以提升免疫力，是秋季養生的重點。接下來將針對肺與濕氣和乾燥之間的關係來做說明。

由於八、九月多雨，空氣會變得潮濕且不流通，讓人吸入的空氣減少，呼吸變淺。用個比較容易了解的例子來做說明，就是用吸管喝果汁和喝奶昔，能吸進的分量是不一樣的。

正如之前在關於長夏的解釋中提過，「濕邪」會對「脾」（第147頁）有害，而且也會影響肺氣運行。

看到這裡，各位可能會想，秋天氣候變乾燥後，空氣就會變輕，那麼呼吸應該會比較

2 譯註：秋夜漫漫（秋の夜長）是指九月後夜晚時間逐漸變長了，因此日本將九月稱為「夜長月」，也簡稱為「長月」。
3 譯註：秋分大概是在每年的九月二十二或二十三日。
4 譯註：日文為：暑さ寒さも彼岸まで，直譯為「寒暑就到彼岸為止」，「彼岸」是指春分、秋分的時間點。這句話的意思是夏天的餘熱到秋天就會慢慢散盡而變得涼爽，冬天的寒氣同樣也是到了春天就會趨緩而變得暖和。

輕鬆吧？答案是：不會。因為呼吸仍需要空氣具有適度的濕氣，**過濕或太乾都不好**。最佳的濕度是介於40%到60%。如果濕度超過60%，就要採取防潮措施；若低於40%，則要提高濕度。唯有保持適當的濕度，我們才能輕鬆愉快地享受秋季。

靈活調整照顧身體的方法

因為九月的日本經常受到颱風侵襲，氣候多變。長夏時用來預防「濕邪」（濕氣和暑熱）的對策，到了九月依然派得上用場，建議可以善用第三章的內容。

如果濕氣嚴重，可能會突然出現夏日疲勞症候群和秋乏症候群，這時大家可回顧八月時介紹應對夏季和秋季疲勞的方法，加以靈活變通應用。

另外，補充水分也很重要。雖已來到九月，但因天氣仍然炎熱，人體內的水分會變成汗水排出體外，此時容易因水分補充不足而出現脫水症狀，所以一定要注意補充水分，以及從食物中攝取水分。

吃菇類可以增強免疫力，讓身體有元氣

在秋天推薦大家可以**多吃菇類，有助於調整功能，提高免疫力**。中國人從數千年前開始，就活用菇類的功效。其中像靈芝這種菇類，富含抗氧化物質，被認為是保持年輕和健康的中藥。

現代研究也發現，菇類含有的「β－葡聚醣」有抑制過敏症狀的作用，維生素D則有提高免疫力和強化骨骼的功效。

曬過太陽的菇類比生菇類富含更多的維生素D，所以我更推薦乾香菇，它不僅容易購買，保存時間也很長，獨特的美味也很誘人，可在家中多準備些。另外，香菇泡發後的香菇水可留下來，在烹調其他料理時使用。

如果不知道如何烹調菇類，可以做成湯品或放入火鍋。由於菇類是秋天的當令時蔬，種類既多又美味，可將不同種類的菇類混合在一起烹煮。又因為菇類的卡路里很低，也適合想在秋天控制體重的人食用。

利用扭轉伸展操減壓，調節呼吸

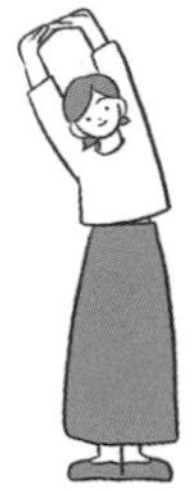

［ 扭轉伸展操 ］

1

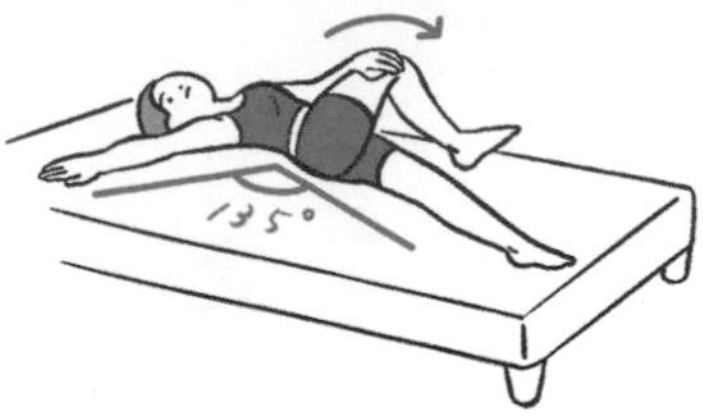

仰躺，抬起右腳並屈膝，用左手按住右膝內側，將其推向左側。右臂伸直，手肘不要彎曲，朝斜上方135度的位置伸展。

2

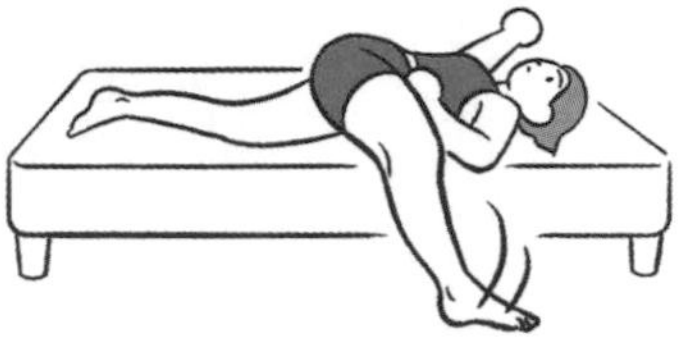

如果是在床上或有台階的地方，讓腳朝地面伸展會更有效。
柔軟度好的人，可以右腳保持伸直，並稍微晃動身體。

3

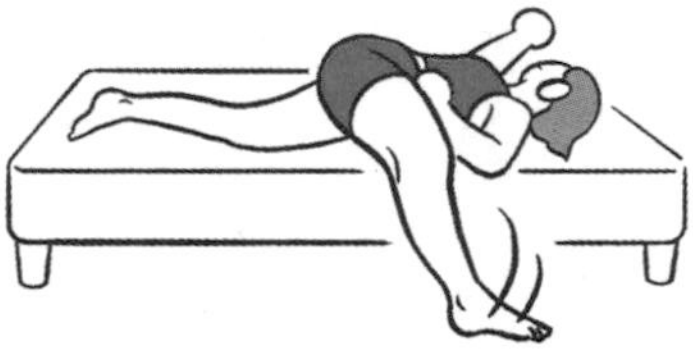

如果把臉轉向右側，還能進一步增加伸展效果。同樣的動作也可以在反方向進行。

※這個伸展操請獨自完成。如果請別人幫忙按住手或腳，可能會被弄痛身體或受傷。

這週我將介紹一個能放鬆與呼吸相關肌肉群的「扭轉伸展操」。在做伸展操時搭配深呼吸，有助於氣的流動，增強身體的能量和活力，形成良性循環。

當你仰躺時，如果發覺**腹部有硬塊**，就要注意了，這有可能是漢方醫學中所謂的「硬結」，**主要會出現在氣血不暢之處**，例如皮下組織、肌肉、筋膜和腹膜等。硬結有時會被誤認為是肌肉，但健康的肌肉在仰躺放鬆時應該會變柔軟。

另外，如果從硬結深處能感受到強烈的脈動，通常表示源自心臟的主動脈周圍，包括腹部內的器官，都處於緊張狀態，可能還伴隨壓力、呼吸短淺等其他症狀。以上這些現象都屬漢方醫學的觀點，若有任何疑慮，請務必向醫師諮詢。

當從會影響肺部功能的潮濕天候，進入極為乾燥的季節時，呼吸器官就容易出問題。讓我們從現在起就為健康超前部署吧。

9月
第1週
休息

入秋吃梨子和葡萄，養出水嫩肌

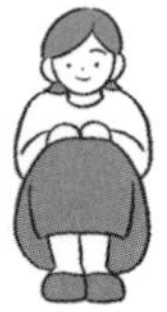

〔梨子〕

9月到11月是梨子的產季。梨子不僅爽脆多汁，還能潤喉止咳，改善聲音沙啞，潤澤肌膚。

〔葡萄〕

葡萄的口感酸酸甜甜，能夠補充氣血，強化肌肉、骨骼和關節。對於氣血不足、肺部虛弱、因胸口灼熱覺得呼吸困難，或是天氣悶熱難以入眠時，具有鎮靜的效果。

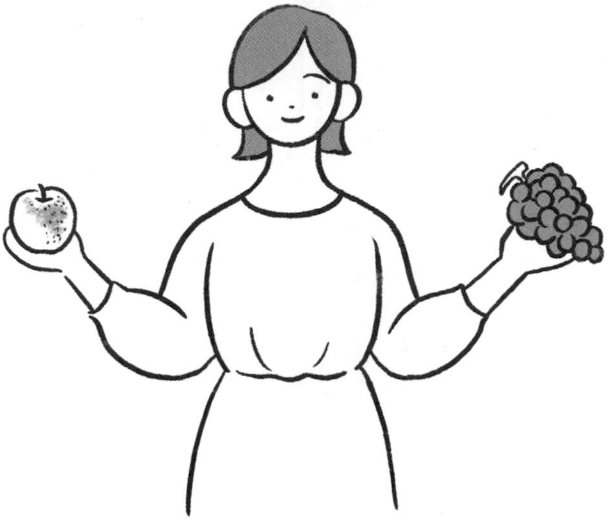

在前文中曾提到，九月容易出現脫水症狀（第172頁）。秋天也是容易發生皮膚問題的季節，這是因為之前在夏天時受到紫外線的傷害，再加上隨著時序進入秋季，氣候逐漸從濕熱轉為乾燥所致。

因此在這個星期，可以吃些能**去體熱，同時還能增加肌膚濕潤度的食物**吧。其中我最推薦**梨子和葡萄。這兩種當季的水果**，具有滋養肺部，幫助呼吸，以及適度為人體降溫的效果。**漢方醫學將之視為「平性」食物，有助於身體維持在平衡狀態**。如果覺得身體發熱或體溫升高，可以透過吃這兩種水果適度降溫。

但如果**梨子吃太多，會使體內寒氣過重**，所以食用以適量為宜。此外，梨子有較強的利尿作用，如果想多吃，最好在中午前，以免晚上頻繁上廁所，影響睡眠品質。

小腿運動，消除水腫超有感

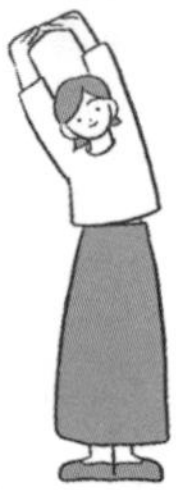

〔小腿運動〕

1

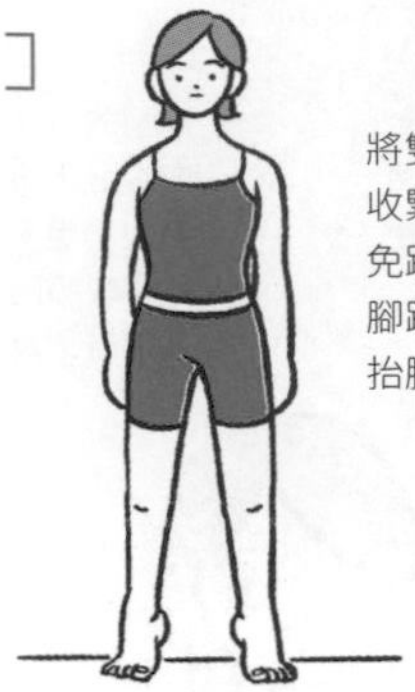

將雙腳打開至比肩膀略寬，臀部收緊，抬起腳後跟。注意站穩避免跌倒。
腳跟抬起時吸氣，放下時呼氣。
抬腳跟的動作重複進行 10 次。

2

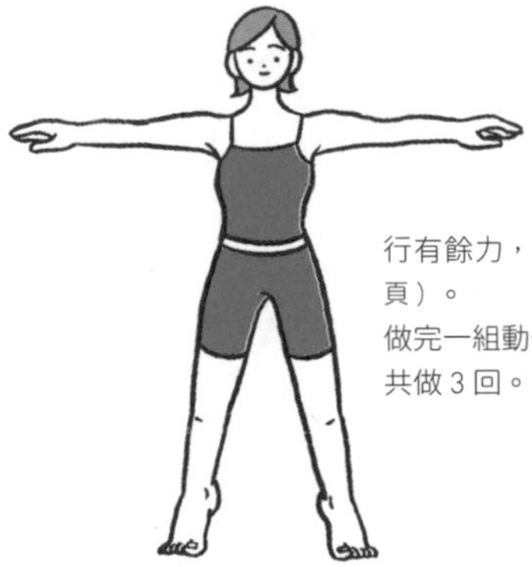

雙臂張開成 90 度，保持抬起腳跟的姿勢，進行 3 次深呼吸。

行有餘力，可以嘗試女神姿勢（第 156 頁）。
做完一組動作後，調整呼吸休息一下。共做 3 回。

立秋之後就很難再長肌肉了。而且為了應對即將到來的寒冷季節，身體會本能地儲存脂肪，減少能量流失，所以很難瘦下來（第166頁）。再加上從八月開始，代謝會變慢，可能還會出現的**「夏季肥**[5]**・水腫」的問題**。所以在九月中旬，我們要**為身體除濕，把多餘的水分排出體外**。

要是八月的水腫問題一直沒解決，到了冬天可能會出現**「冷水腫」**，也就是因寒濕而引起水腫的症狀（第74頁）。

有上述問題的人，可以好好活動一下有「第二心臟」之稱的小腿。這裡就介紹一個在站立時可以進行的簡單運動，如上面插圖所示，請大家試試看。

5 譯註：夏季肥（夏太り）指的是人在夏天時，因受到基礎代謝降低、缺乏運動以及自律神經紊亂的影響，在夏天這個容易食慾不佳和大量出汗的季節而變胖的現象。

9月
第2週
休息

因低氣壓引起身體不適的氣象病，請早點休息

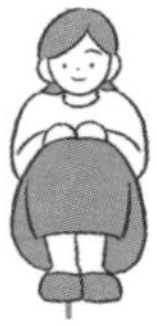

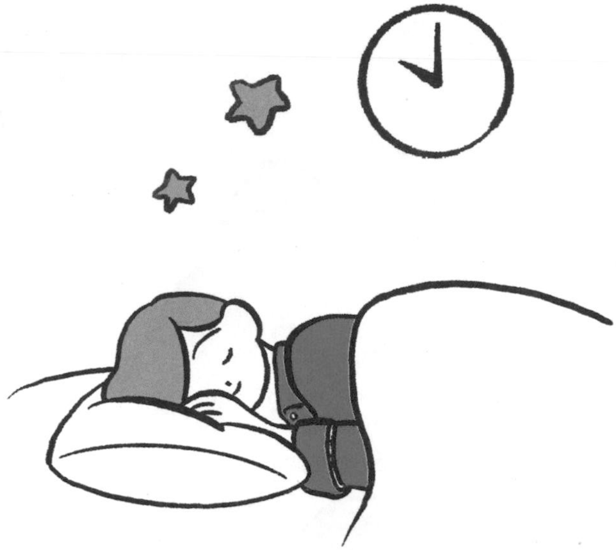

睡衣和內衣以絲質為佳，因為絲質衣物能吸收濕氣，代替皮膚保護身體，非常適合乾燥的季節穿著。如果你為諸多皮膚問題困擾，更應該試試。

在颱風季節，尤其是**隔天氣壓可能會下降的前一天晚上，最好早點上床睡覺**。

近年異常氣候頻傳，從高氣壓到低氣壓時的變化可能非常劇烈，有時一個颱風前腳才剛走，下一個颱風馬上就接踵而至，這種事情屢見不鮮。

颱風如果還伴隨著打雷，有些人的頭痛、暈眩、自律神經失調等症狀會變嚴重。所謂「雷雨哮喘」，就是指在雷雨天氣或隔天，會出現哮喘症狀。哮喘在副交感神經佔優勢時更容易發生，而這種天氣正是副交感神經處於優勢的時候，所以要特別小心。

上述情況也為西醫界熟知，稱為「氣象病」或「氣象痛」。

俗話說有備無患，知道自己有相關問題的人，應該在天候不佳的日子，減少行程安排。只要氣象預測天氣即將變差，前一天就盡早休息。

邊聽音樂邊做事提振精神

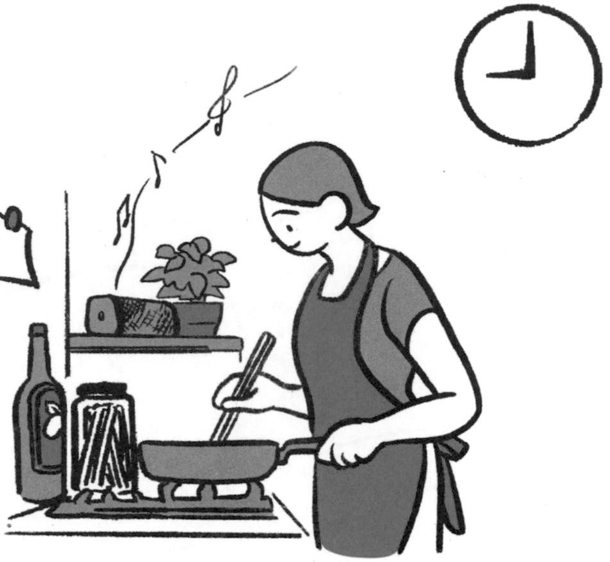

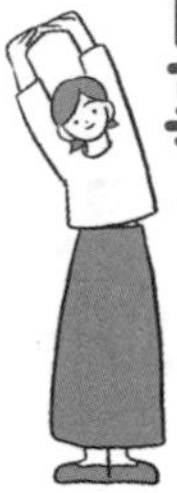

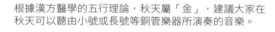

根據漢方醫學的五行理論，秋天屬「金」，建議大家在秋天可以聽由小號或長號等銅管樂器所演奏的音樂。

受到夏季疲勞症候群和秋乏的影響，人們氣血不足，做什麼事都提不起勁。就和從陰轉到陽的初春一樣，在從陽轉到陰的初秋時，也容易破壞人體能量的平衡。

因體內濕氣增多而身體變沉重時，可以藉由音樂，隨著節奏動起來，讓身心恢復正常狀態。

尤其在上午，很適合聽快節奏的音樂，可以提高身體和大腦的效率，順利完成家事和工作。過了中午，就改播放慢節奏的歌曲，讓自己的活動緩和下來。到了晚上，就聽更放鬆的音樂，準備結束忙碌的一天吧！

如果不知該聽什麼音樂，也不用想太多，**選擇你喜歡的就對了**。

順道一提，在東方哲學裡，「音」是與春季有關的重要詞彙。因為春天是萬物剛從寒冬甦醒，要讓身體充滿活力與動力的季節。秋天時人體的能量下降，精力不足，利用一些積極的生活方式與健康習慣，也能讓秋天跟春天一樣充滿活力。

9月
第3週
休息

緩解腰痛、神經痛、睡眠障礙的穴位

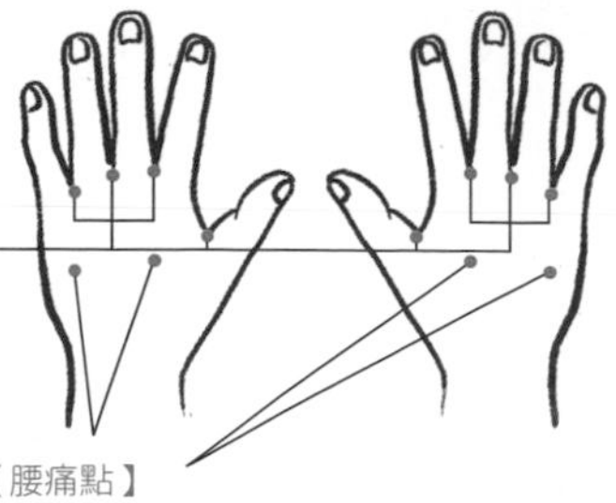

【八邪穴】
八邪穴並不是一個穴位，而是「八個穴位」，左手四個，右手四個，位於手指縫之間。用拇指指腹逐一按壓，可以改善指尖冰冷。

【腰痛點】
共有兩個位置，位於手背，在第 2、3 掌骨間（食指和中指）中點的凹陷處，以及第 4、5 掌骨間（無名指和小指）中點的凹陷處。
按壓方式是用一隻手的中指按另一隻手的腰痛點，按壓時間約 10 秒。
按壓時會感到疼痛之處，即是腰部較弱的地方。

八邪穴體操

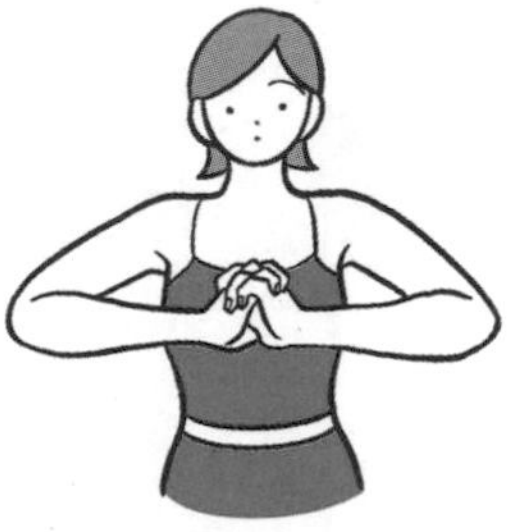

十指張開，雙手相扣，將從食指到小拇指的四根手指彎曲，以指頭按壓左右兩手的八邪穴。保持這個姿勢，把雙手手肘抬高 90 度。

腰痛點體操

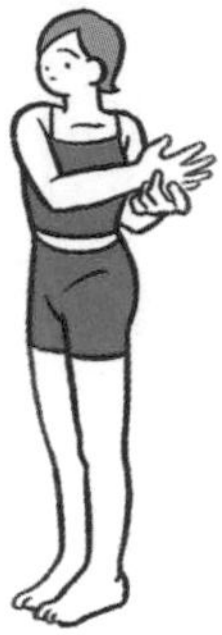

按住腰痛點的同時，把身體轉向被按壓那隻手的方向（如果是用左手按右手的腰痛點，就把身體轉向左邊）。
從比較容易轉身的一側做起，左右兩邊都各做一遍。

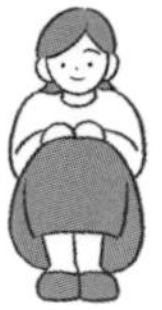

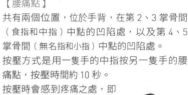

九月的第三週是秋分的時期。「秋分之日」[6]是「尊敬祖先，緬懷逝者的日子」，日本政府將這一天定為國定假日。在二十四節氣裡，秋分大約是落在九月二十一日到二十四日左右。

除非氣候異常，否則秋分是一年中最宜人的氣候。秋分和春分一樣，晝夜差不多時間等長，陰陽也處於平衡狀態。因此，**這時是調整身心的好時機，讓自己平穩健康地度過**。

但若秋分時雨下個不停，濕氣會讓人覺得悶，呼吸變淺，甚至氣虛乏力，容易出現**腰痛、神經痛及睡眠障礙**等症狀。

即使在休息時，也可以按壓手上穴位對治這些惱人的現象。「腰痛點」能夠舒緩腰痛；「八邪穴」可以改善神經功能，還能改善手腳冰冷、神經痛及肌肉僵硬。如果你在九月時已經會覺得手冷，可以按壓這兩個穴位。

6 譯註：「秋分之日」（秋分の日）是日本的國定假日，通常是在九月二十二日或二十三日的其中一天。

外出時記得帶件薄外套

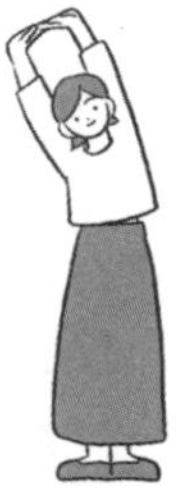

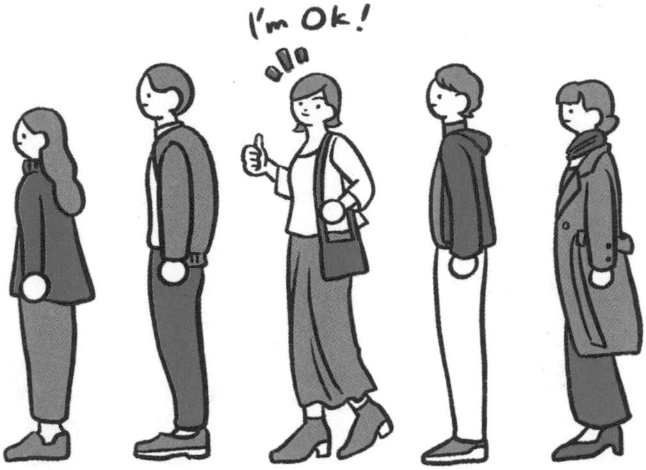

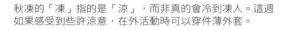

秋凍的「凍」指的是「涼」，而非真的會冷到凍人。這週如果感受到些許涼意，在外活動時可以穿件薄外套。

中國有一句諺語叫「春捂秋凍」，意思是儘管春天天氣變暖，也別急著脫掉厚衣服；秋天變冷時，也別立刻就穿得很厚。所謂「秋凍」是指秋天時要先讓身體降溫，**為接下來的冬天預做準備**。

這一週活動時所穿的衣物，**要在自認為「這樣穿應該夠了吧」的標準下，再多加一件薄外套**。**當身體感受到溫差時**，痛覺及其他感覺都會變得敏感，皮膚毛孔也會收縮，以阻止「外邪」（第34、35頁）入侵，藉此**提高免疫力**。此外，這樣還能防止流汗，減少能量流失，讓身體進入節能省電模式。

然而，近幾年受到異常氣候影響，有時到了立冬（十一月一日左右）時期，氣溫依然高到讓人大汗直流。在這種情況下，因為毛孔無法有效收縮，免疫力也會隨之下降。

以穴位療法與食療應對呼吸不暢

［能補氣的穴位］

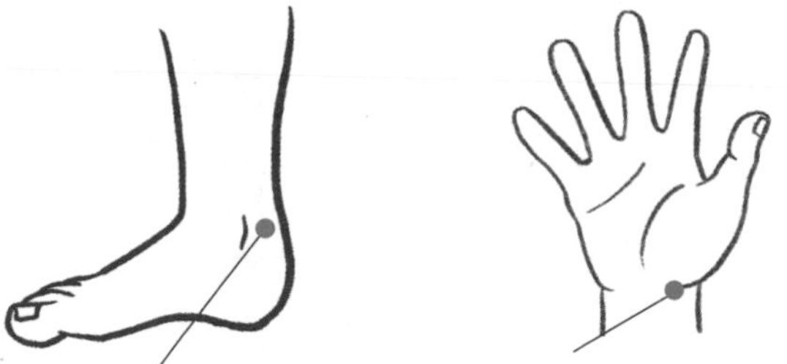

【太溪穴】
足踝內側，內踝尖與跟腱（又稱阿基里斯腱）之間的凹陷處。

【太淵穴】
位於大拇指的根部附近，腕掌側橫紋上，脈搏跳動處。

輕柔按壓太淵穴和太溪穴各 10 秒，按壓之後吐氣。左右兩邊的手腳都要做。

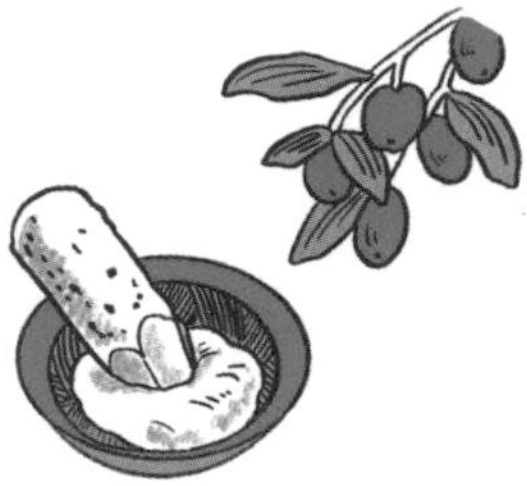

市面上有販售山藥即食包，非常方便。你可以加入湯裡或淋在麵食上。也可以在製作大阪燒、廣島燒時加進麵糊裡一起煎。
紅棗可以加入茶中飲用，也可做成甜品。山藥和紅棗都具有改善肝功能，穩定氣血，使精神舒暢的作用。

九月末，隨著空氣越來越乾燥，一些患有氣喘、支氣管炎等呼吸器官本就較弱的人，可能會出現**「氣短」的症狀**。

另外，根據漢方醫學的觀點，呼吸問題也可能源於「悲傷」或「憂鬱」的情緒，例如與親友等重要的人分離，或是人際關係的煩惱等。

「息」這個字是由「自」和「心」所組成，字面上的意思就是「自己的心」，這個字強調了精神狀態與呼吸之間有密切的關係。**心情穩定，呼吸就會順暢**。

漢方醫學認為，「呼吸不暢」是「氣虛」的表現，也就是與體內生命力之源的「氣」不足有關（第38頁），所以我們需要**補充氣的能量**。

如果使用穴位療法，可以按壓**「太淵穴」和「太溪穴」**。若是食療，山藥和紅棗都是不錯的選擇。

十月 October

活動 30%

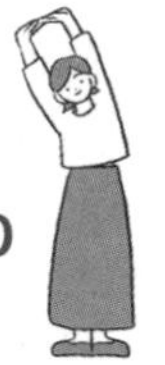

休息 70%

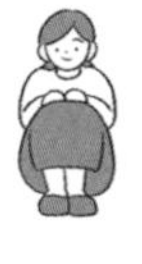

多吃辛辣食物調整身體

走出戶外，早睡早起

時序邁入十月，秋意漸濃。為了迎接冬季的來臨，要繼續處於節能模式。這個月，「活動」的比例要減少至30％。**除了運動之外，還要把注意力放在其他層面**。

到了十月八日左右的「寒露」，稻子會收割完成，終於迎來「收穫之秋」，過不久就可以品嘗今年的「新米」[7]了。

十月天氣穩定，秋高氣爽，是適合愉快從事戶外活動的時節。此前經常連日降雨，想必大家大部分的時間都待在室內，現在正是外出走走的好時機。不論賞楓或是採摘水果，都是不錯的選擇。另外，還可以寫生或參觀美術館等，盡情享受「藝術之秋」（見第167頁譯註）。

大約在十月二十三日「霜降」前後，每週氣溫都會持續下降，楓葉也會從北方開始一路向南方變紅。另外，秋天還是個可以享受穿搭樂趣的季節。每天出門前，要注意一早氣溫較冷以及晝夜溫差變化，選擇合適的服裝。

本月要延續九月的做法，**每週至少進行一次讓身體「動起來」的習慣**。而所謂的動起來並不僅是運動，還要參考對飲食和生活方式的建議，適度活動身體。

在做運動時，要注意別出太多汗。在春、夏季未進行會大量流汗運動的人，這時更不適合大汗淋漓。即使是已經習慣做流汗運動的人，也應該把運動量降到七月活動高峰值的一半以下。簡而言之，就是把「活動」的比例設定在30％。

另一方面，「休息」的佔比為70％。希望大家意識到**這是個需要重視「休息」的季節**。正如在九月提過的，**「早睡早起」是秋天最佳的養生法**，到了十月，也請盡量保持這個習慣。即使是晚睡的人，至少也要提早一小時就寢。

7 譯註：日本人對於稻米有新米與古米之分。新米為當年秋季新收割的稻米，古米則為陳米，即收割後超過一年的稻米。

辣味能調整自律神經

秋天適合吃辛辣食物。辣椒讓人瞬間感到熱火朝天的味覺刺激就是辣味，這和鹹味是不同的。**適度的辣味能提升秋天時容易下降的「氣」**。具有辛辣味的食物有蕗蕎、洋蔥、白蘿蔔、大蒜、胡椒、蔥、辣椒、肉桂及山葵等。

吃辣的東西會出汗，與毛孔的開合有關，同時**具有活化肺和大腸的效果**。這是因為漢方醫學中的「肺」，不只是呼吸器官，還包括皮膚，所以和毛孔開合功能密切相關。而大腸又和「肺」互為表裡（第28頁），因此流汗不只能活絡肺，還包括大腸。

適度的辣味還具有調節自律神經的作用。感覺到辣味時，會刺激交感神經。之後，當我們享用美食獲得滿足時，副交感神經則會占優勢。辣味就像鐘擺一樣，可以有效調整功能較遲緩的自律神經。

辣也被認為是種「痛覺」，具有特殊的刺激性。正如每個人對疼痛的感受程度都不同，對辣的耐受性也不一樣。

對於鹹味的敏感度，儘管也存在個體差異，但厚生勞動省、日本高血壓學會和世界衛生組織（WHO），都明確提出鹽分建議攝取的數值（厚生勞動省建議女性每天不超過六．五克，男性每天不超過七．五克；日本高血壓學會建議每天不超過六克；世界衛生組織則建議每天不超過五克）。**過量攝取鹽**

分，可能導致高血壓和生活習慣病。但對於辣味，在攝取上並未有明確的建議或限制。

那麼，我們如何判斷自己能承受的辛辣程度呢？你可以透過腸胃狀況得知。如果吃得太辣，胃腸會變熱，容易便祕。此外，腸胃也可能會受到刺激而產生不適，導致腹瀉。也就是說，如果你的**腸胃沒有不舒服，那就沒有問題！**另外，如果出現眼睛發紅，鼻水不止等情形，都是辣味過度刺激的跡象。

秋燥容易便祕

如前所述，肺和大腸互為表裡，**當肺經經絡**（氣的通道）**運行不順時，大腸經絡也會受影響。因此，秋天時也應好好養護大腸**。

和肺一樣，大腸同樣喜歡濕潤，討厭乾燥。因此當空氣乾燥時，就容易便祕，或出現如兔子糞便的顆粒狀。因此要多補充水分，滋潤大腸。

「寒冷」也是大腸的敵人。秋天的氣候容易使腹部受寒，導致便祕或腹瀉，所以**要注意腹部的保暖**。如果是肺受寒，到了冬天就可能成為腹瀉的原因。在十月氣溫較低的日子，將吸氣的速度放緩，等空氣變暖後再進入體內。

秋天時食慾會變好，食量也會增加，此時應該多吃對肺有益的白色食物（第165頁），以及可以補充脾胃能量的黃色食物（第148頁）。

透過整理與展現成果，獲得成就感

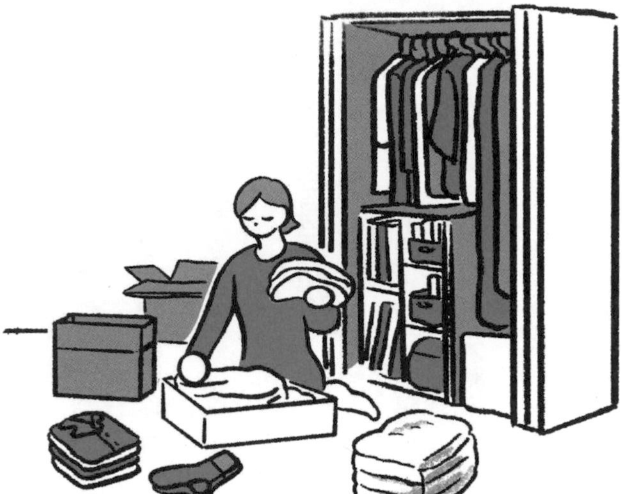

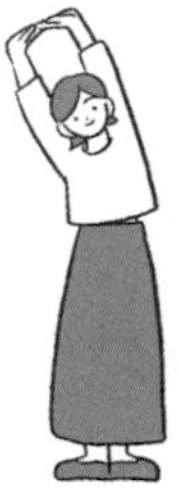

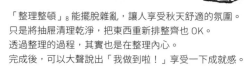

「整理整頓」8 能擺脫雜亂，讓人享受秋天舒適的氛圍。
只是將抽屜清理乾淨，把東西重新排整齊也 OK。
透過整理的過程，其實也是在整理內心。
完成後，可以大聲說出「我做到啦！」享受一下成就感。

8 譯註：「整理整頓」為日語詞彙，指的是把東西收拾好，並丟掉不需要的東西。「整理」和「整頓」原本為兩個獨立的詞彙，但目前經常一起使用。

秋天正是肺的臟氣最旺的時候，也是儲存寒冬所需能量的季節，如果**想要進行全新的計畫，會耗散肺氣**，所以不建議這麼做。此時最適合將一直以來所做的事情告一段落，或是做些整理、收尾的工作，以體驗成就感。

如果你從春天（或更早）就開始努力進行的事情，此時該將重點放在「輸出」上，也就是與人分享或展示工作、活動的成果。在秋收的季節，持續付出心力的事情，都容易取得成果。

但當你發現自己努力做的事卻總是不順利，或無法獲得滿意的成果時，可以想想是不是太勉強自己，給自己太大的壓力了。面對接下來的冬天，此時我們應該讓身體轉為省電模式，也是放棄力有未逮之事的好時機。

然而，如果你做某些事情的結果不如預期，但只要在過程中覺得快樂滿足，那麼就值得堅持下去。能讓我們的人生更美好的，並不一定會顯現在看得見的成果上。

10月 第1週 休息

按壓迎香穴，保持呼吸暢通

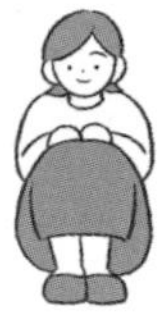

調理呼吸的穴位

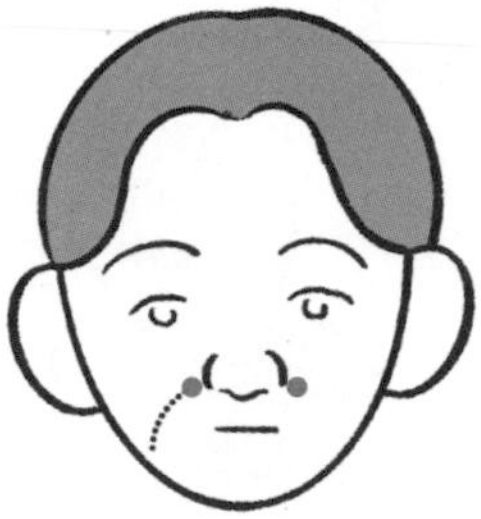

【迎香穴】
位於鼻翼隆起兩側的法令紋上。
雙手食指交叉成 X 型，像要夾住鼻子那樣，輕輕按壓與手指相反一側的迎香穴，並緩緩呼吸。
要是覺得鼻孔被堵住，就不要按壓。
如果覺得用食指按壓的力道過強，可以改用中指。若想更輕柔，也可改用無名指。

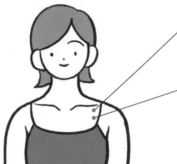

【雲門穴】
鎖骨下方凹陷處。

【中府穴】
雲門穴下一指寬處。

把食指、中指、無名指三指併攏，食指放在雲門穴，中指放在中府穴，三指一起按壓。

人類有百分之九十的活動是在無意識中進行。而漢方醫學認為「肺」掌管人類潛意識，並且控制著肉體。

只要能調整好肺的狀態，就可以讓在無意識下進行的本能行為變得更輕鬆，我們能更自然地活動身體，也可以保持心情放鬆的狀態。

這週我就介紹能護理肺部的穴位。

位於鼻翼兩側的**「迎香穴」**，可以讓鼻子保持暢通，幫助呼吸。正如「迎香」字面上的意義所示，代表「迎接香氣」具有增強嗅覺的作用。

迎香穴位於鼻翼外緣的中心，刺激該穴位**就能讓鼻腔通暢，呼吸順暢**。只要可以用鼻子呼吸，就能大幅提升睡眠品質。反之，如果鼻子堵塞，只能用嘴巴呼吸，口腔內就會變得乾燥，容易喉嚨疼痛，需要特別注意。

呼吸淺、胸悶、容易呼吸急促的人，可以輕輕按壓**「雲門穴」**和**「中府穴」**。如果這兩個穴位堵塞，就容易呼吸不順。

秋天｜十月｜第一週

雞胸肉可增肌，雞皮能潤澤皮膚

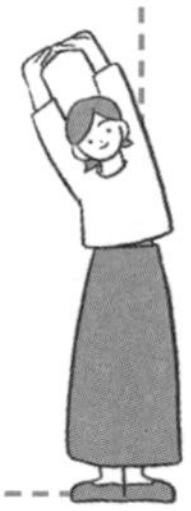

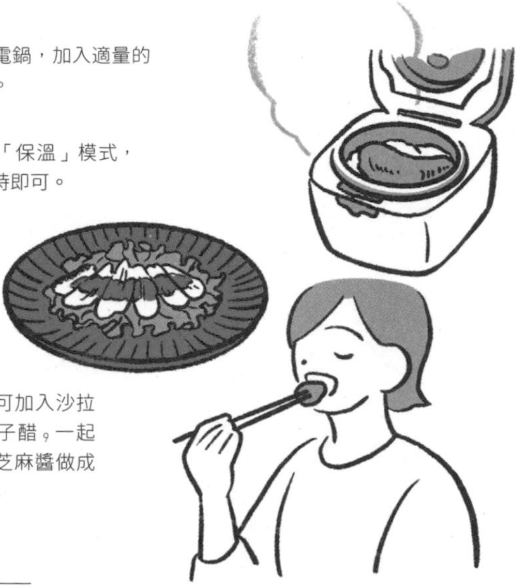

用電鍋做「蒸雞」超簡單！

1 把雞肉放入電鍋，加入適量的水蓋過雞肉。

2 選擇電鍋的「保溫」模式，放置約兩小時即可。

3 蒸熟的雞肉可加入沙拉中，或沾柚子醋[9]一起吃，也可用芝麻醬做成棒棒雞。

9 譯註：在台灣可用和風醬替代。

雞肉可以補充肺部能量。**雞肉對胃很溫和，還具有緊實肌肉，減少汗和尿液過度排出**，很適合在乾燥的秋季作為輔助運動的營養補充食物。

目前，低卡路里的雞胸肉和雞柳，是最受運動選手歡迎的食物。雞肉對內臟器官的負擔較小，對於想要增肌但不想變胖的人來說，雞肉是理想的食物，價格也相對親民。

在超商和超市很容易買到已經調理好，可立即食用的雞肉沙拉。如果要自己料理雞肉，可以用低溫烹調，使肉質更嫩滑美味。

如果想要補充「肺」（皮膚和呼吸器官）的能量，**我更推薦雞皮**。把雞皮烤得酥脆，再撒點鹽會更好吃，而且**還能滋潤皮膚**。

基於「同物同治」的概念，古代的中國皇帝不吃動物的肉，而是吃皮和內臟。因為皮能調節呼吸器官，所以皇帝會藉由吃皮調養龍體。而肉是屬於士兵（如：體力勞動者）的食物，因此皇帝不會吃。

10月
第2週
休息

秋天吃藕正當時

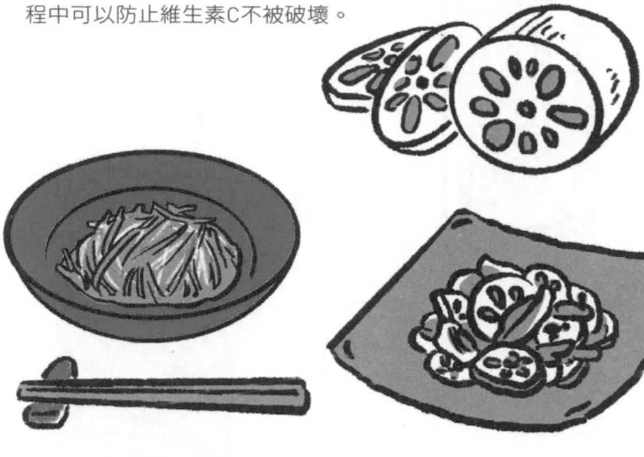

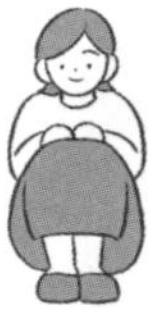

蓮藕中含有豐富的維生素C。雖然維生素C較不耐熱，但因為蓮藕富含澱粉和膳食纖維，所以在加熱過程中可以防止維生素C不被破壞。

蓮藕中的單寧具有抗氧化、消炎和收斂作用，對保護胃腸黏膜和抑制發炎也有幫助。
此外，蓮藕的鉀含量豐富，可以幫助排出體內多餘的水分，有助於預防水腫，穩定血壓。

蓮藕是潤肺的食物，具有**祛除肺部燥熱**的功效，能緩解喉嚨痛、咳嗽、哮喘等問題。因為具有止血的作用，所以還可改善**鼻血及婦科問題所引起的不正常出血**，甚至還能調理慢性腹瀉。**蓮藕連接處常被丟棄，但這個部位營養成分豐富**，曬乾後可作為中藥。**蓮藕「全身都是寶」**，沒有不能利用的地方，這種食用整個食物的方法稱為「一物全體」[10]，我們可以完全吸收食物具有的陰陽能量，讓身體接近中庸的平衡狀態。

若要將蓮藕做成家庭常備菜，最推薦的是「金平」料理[11]，一次可以多做一點，放在冰箱裡分幾天食用，非常方便。**甜甜辣辣的金平蓮藕炒雞肉**，要先用油炒雞肉和蓮藕，再放進一些辣椒增加辛辣度，最後加入糖、味醂、醬油調味即可。這道料理結合了能補充肺部能量的辣味，以及調養胃的自然甜味，在口味上相當平衡。

10 譯註：食物的所有部分都能食用，也就是「全食物」的概念。
11 譯註：「金平」（きんぴら）是將根菜切成細條，用醬油、糖、味醂等拌炒。金平中經常用到的根菜有牛蒡、竹筍以及蓮藕等。

來趟藝術欣賞的秋之旅

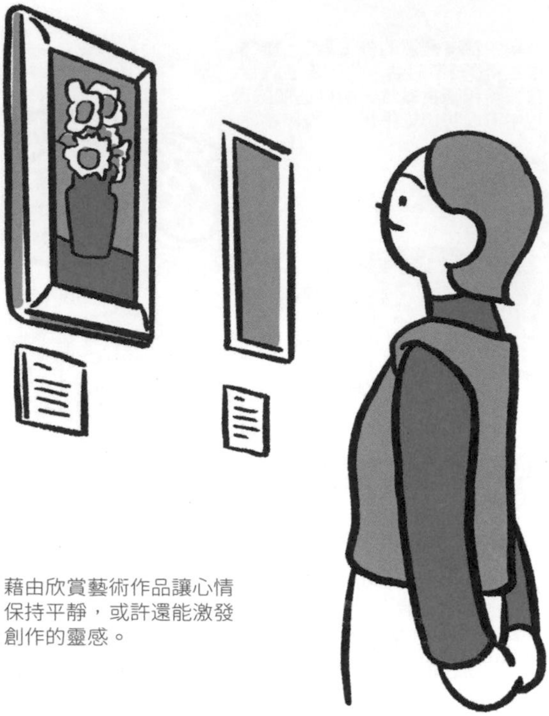

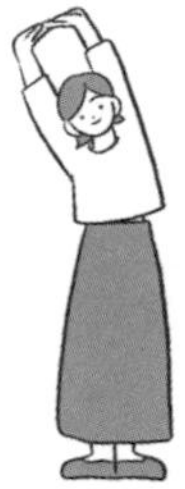

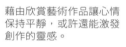

藉由欣賞藝術作品讓心情保持平靜，或許還能激發創作的靈感。

本週的關鍵字是**「平靜」**，也可說擁有「佛心」。心懷慈悲，體驗內在的寧靜。

不妨體驗一下「藝術之秋」，**去參觀美術館或寺院、收集御朱印**[12]，或者體驗寫經和坐禪等活動，讓心情平靜。因為秋天是收穫的季節，所以也很適合在此時發表創作成果。

然而，煩惱重重的人，可能很難達到佛心的境界。

因此，我們要有意識地**把眼光放遠來看待事情**。萬事萬物都在不斷變動，任何事情都有高低起伏。別被每一瞬間發生的事情影響心情，而要以一週、一個月，甚或整個秋季，長期且適度、宏觀地觀察趨勢，才能讓心情保持平靜。

秋天和冬天都是陰的能量較強的季節，所以**不適合在晚上過度思考**。太陽下山後，就要好好休息，調整身體，以增強「衛氣」（免疫力）。

12 譯註：日本的神社或佛寺授予的參拜證明，一般是以毛筆字書寫並蓋上紅色的印章所構成。

10月 第3週 休息

辣到暢快淋漓剛剛好

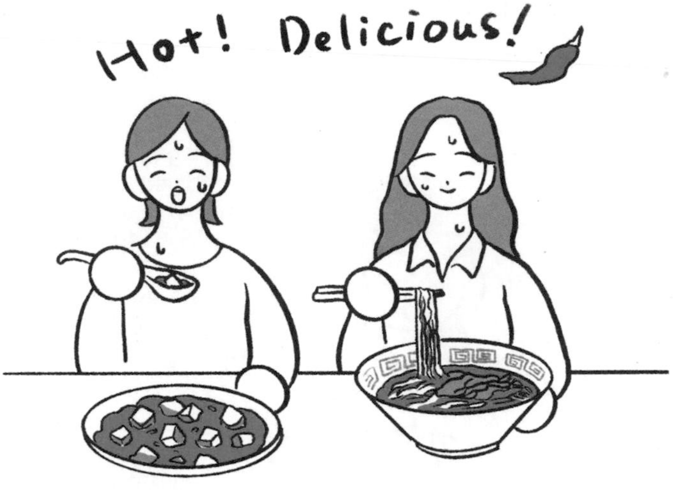

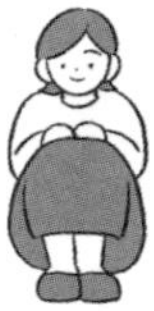

如果在吃完辣的食物不久，有心情低落的感覺，不妨吃帶有酸味的食物來中和辣的味道，例如酸辣湯麵就是不錯的選擇。
下次到中餐廳用餐時，可以活用漢方醫學的知識，點些能配合季節與身體狀況的食物。

秋天調養身體的重點是**善用能滋養肺部的「辣味」**。但如果吃太多辛辣食物，反而會傷害肺和大腸，甚至加重肝的負擔。如果平常有吃辣習慣的人，得到胃潰瘍等風險也會提高，所以要多加注意。如果你一吃辣的東西肚子就不舒服，就不要勉強自己。

出汗的方式也可以作為判斷辣味攝取量的標準。**儘管流了很多汗但覺得暢快，而且不會一直流汗**，這是最理想的，表示是適當的辣味刺激。但如果吃完後還是汗流不止，就表示你吃得太辣了。

吃辣後糞便或汗液容易發生變化的人，可能是肺和大腸比較敏感，也可能是不夠健康。

「麻辣」是中國辣味的代表，由「花椒」和「辣椒」這兩種調味料組成。「麻」是舌頭發麻，近乎失去知覺；「辣」是舌頭刺激或火辣的感覺。麻婆豆腐和麻婆茄子這類的中華料理（川菜），就是使用這種調味料。

糙米營養完勝白米

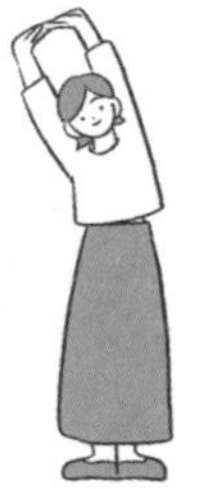

Q彈的「浸泡糙米飯」的做法

1 一杯糙米加入一大匙的紅豆，淘洗3分鐘。讓所有米粒都受到水的清洗，去除雜質。

2 倒掉水後，再次加入清水，以「拜洗[13]」的方式輕輕搓洗。

3 用篩子或濾網瀝乾糙米的水分，放入電鍋。將水和鹽按規定的比例（一杯糙米配1克鹽），浸泡一夜（至少8小時以上）。
※如果使用的是放了比較久的陳米，在七、八月烹煮時可以用梅乾來代替鹽。梅乾裡的檸檬酸可以防止食材變質，還能消除疲勞，提高免疫力。

4 用電鍋的「糙米模式」煮飯。煮好後，由下往上用飯匙大力翻攪。

5 煮好的糙米飯可以電鍋的保溫模式保存，但記得每天都要用飯匙由下往上大力翻攪一次，並且在2至4天內吃完。

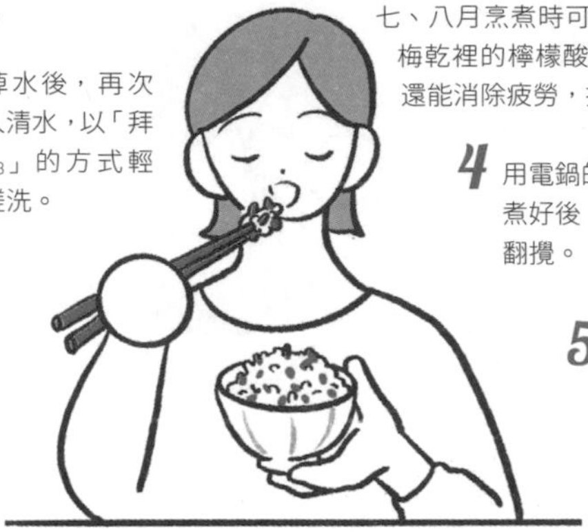

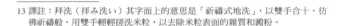

13 譯註：拜洗（拝み洗い）其字面上的意思是「祈禱式地洗」，以雙手合十，彷彿祈禱般，用雙手輕輕搓洗米粒，以去除米粒表面的雜質和澱粉。

秋天是收穫「新米」的季節。白米飯固然好吃，但為了健康和美麗，大家也應該嘗試糙米。糙米和白米的區別在於有沒有「米糠」。去掉糙米外層的米糠就是白米。米糠由胚芽、糊粉層、種皮和果皮組成，**富含能提升活力的維生素B群**。據說糙米有九成的營養都在米糠裡。江戶時代的日本人因為以白米為主食，所以當時就有不少人罹患因缺乏維生素B_1所致的「腳氣病」。

此外，米糠還含有豐富的**膳食纖維和鎂**，**能抑制血糖上升，有助於排出體內多餘的水分**，打造緊實的身形。

糙米泡過水後，可以解決原本乾巴巴的口感及不容易下嚥的問題。煮糙米飯時加入紅豆，具有排毒效果，還能預防宿醉和水腫。

糙米飯要在四天內吃完，到了第五天就要放入保鮮袋中冷凍保存，這樣可以保存約一個月。

你的秋天是什麼味道？

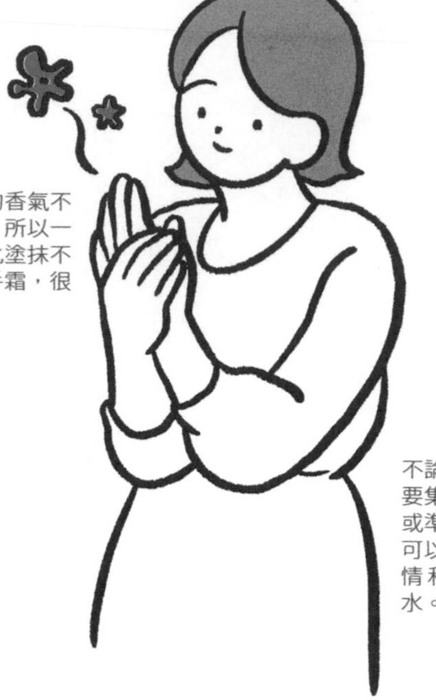

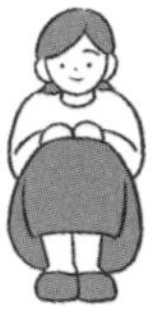

因為護手霜的香氣不會持續太久，所以一天中可以變化塗抹不同香味的護手霜，很令人開心。

不論是在辦公室想要集中精神工作，或準備外出前，都可以根據自己的心情和目的噴點香水。

近年來秋季經常下雨，金木犀[14]會二度開花，甚至楓葉在還未變紅前就落下。這些令人困惑的自然現象，確實很容易使人心神不寧。此外，隨著日照時間變短，也容易感到落寞。

當情緒低落時，建議可以試著用「香氣」轉換一下心情。秋天是嗅覺的季節，香氣能刺激肺經，促進氣血循環，具有調節六臟六腑的功效。

嗅覺傳遞的訊息會被直接傳送到與情感和本能有關的大腦區域，這是五感中與情感聯繫最深的一種。另外，香氣與記憶也關係緊密，相信不少人都聽過香氣能喚起記憶的故事吧。

除了薰香和精油外，身體乳液及護手霜的香味也有很多選擇，除了香氣芬芳之外，還可以預防皮膚乾燥，真是一舉兩得。

使用香水時，可以配合當天的配飾和衣服挑選香味。例如穿紅色系的衣物，可以選擇玫瑰香味；黃色或橙色衣物，可以選擇柑橘香味；而紫色系則可搭配薰衣草香味。

14 譯註：桂花裡的一種特別品種，中文稱為「丹桂」。

·第五章·

蓄積生命力

冬天

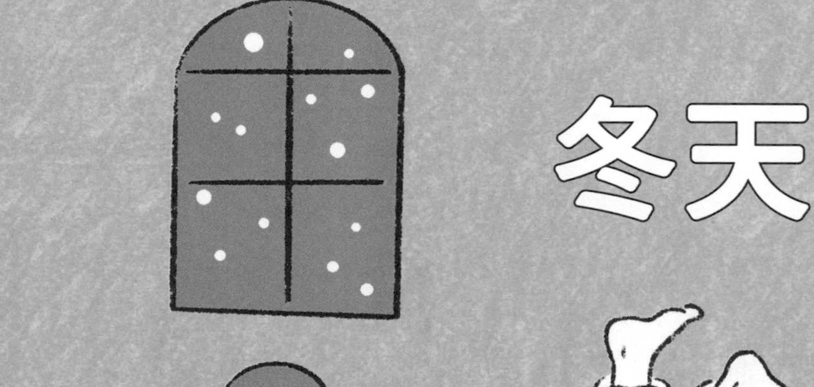

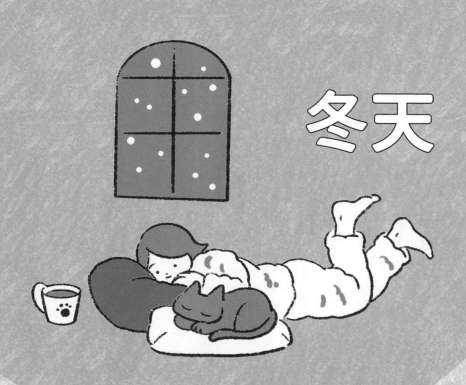

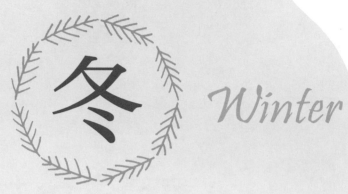

冬 Winter

11-1月

・蓄積生命力・

緩緩活動，多多休養生息

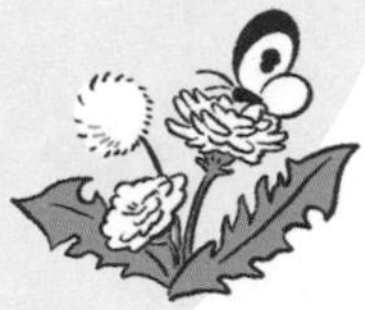

蓄積生命力，避免腎受寒

冬天是應該盡量保持「平靜」的季節。這個時期既不要出太多汗，也別勉強自己過度努力，盡量享受美食，悠閒度日。對於**身體和精神，在冬季都是需要「保護」的時期**，所以可以趁此時好好消除春夏季節因為活動所積累的疲勞。建議大家多待在溫暖舒適的家中。

因為冬季的寒冷會導致身體失去熱量，所以**人體會藉由增加基礎代謝讓身體變暖**。但基礎代謝提高也會消耗能量，為了盡可能減少能量損失，**新陳代謝就會變慢**。

冬天的氣候環境嚴苛，身體為了努力適應嚴寒，會感到疲憊。動物在冬天會冬眠或減少活動。從人類也是動物的角度來看，應該不難想像，只要能努力做到禦寒和充分休息，就可以提高生存的機率，防止過度老化。

冬天是「腎」的季節。腎蘊藏著每個人自父母繼承的先天生命能量。腎內的「腎陰」和「腎陽」，是負責調節人體內陰陽平衡的中樞，包括體溫等。腎陰是體內水分（陰液）的源頭，腎陽則是全身的熱源。

腎一旦受寒，功能就會下降，成為衰老的原因。也就是說，當寒氣入侵腎，會導致生命力減弱。因此，**冬季養生的基本就是「補腎」**，用暖腎的方式增強生命力。

「冬天受寒會減損十年的生命能量」，這個觀念告訴我們，冬天應該避免吃冷食喝冷飲，多攝取溫熱的食物。生命力從人一出生後就逐漸減少，一旦大幅下降就很難再恢復。因此在冬季要盡量保持生命力（也就是活力），健康度過寒冬。

瞭解腎臟發出的警訊

當腎功能不佳時，人體會出現什麼症狀呢？

首先是「老化」。**要是你發現皮膚出現鬆弛、皺紋，或是白髮突然增加**，就要留意了。如果你覺得目前的生活方式確實把自己逼得太緊，就要試著放慢生活和工作的步調。

當荷爾蒙減少或不穩定時，也可能和腎功能下降有關。具體症狀包括月經失調、經痛加劇等，嚴重時還可能導致流產或不孕。

此外，像**大小便失禁**、**暈眩**、**四肢無力**、**耳鳴**等症狀，也是腎功能不足或衰弱的跡象，這種狀態稱為「腎虛」。

如果你有上述提到的任何症狀，建議用手觸摸身體，看看有沒有哪個部位溫度較低。如果只有一個地方，那問題還不算嚴重，但如果腹部、腰部、手腳都冷吱吱，就得盡快養成保暖的習慣。具體的實踐方法，接下來會逐週做介紹。

睡覺也能瘦！

前面曾提過，由於人體在冬天時會因為不想浪費過多的代謝和體力，所以新陳代謝會變慢。但另一方面，為了抵禦寒冷，保持恆定的體溫，基礎代謝會提升。因此，**冬天只要不過度進食，體重自然就會下降**。

大家應該趁著冬天好好睡覺，消除疲勞，恢復體力。由於冬季是一年之中日照時間最短，夜晚最長的季節，因此我們可以在此時享受更長的睡眠時間。**在睡眠時，人體也會透**

過基礎代謝消耗能量，讓我們在睡夢中美美地瘦下來，真是輕鬆的瘦身法！

反之，如果在漫漫長夜熬夜不睡覺的人，很可能會在深夜時吃東西打發時間，這樣不僅會對腸胃造成負擔（第126頁），還可能變胖。

冬天時，對於原本身材就很苗條或不容易發胖的人，反而要注意別讓自己瘦過頭。如果過度減重，身體會更容易感到寒冷，免疫力也會下降，更容易感冒或罹患其他傳染病。

如果想在冬天保持體力或增加體重，不妨多吃點肉類以補充身體的能量。

十一月 November

維持體力，為即將到來的嚴寒做好準備

活動 30%

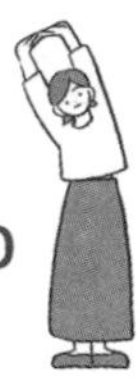

休息 70%

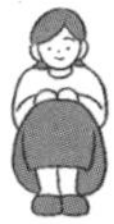

冬天
十月

動靜適度，維持體力

這個月延續十月保持活動佔30%，休息佔70%的比例過生活。因為十一月的氣候溫和宜人，可能有人會過度熱中運動。雖然許多人認為「運動之秋」[1]是十一月才結束，但從身體狀態來看，十一月已經進入「冬季」了。此時如果過度消耗能量會令人疲憊，建議將十一月的運動量控制在**夏天巔峰時期的三分之一至一半左右**。

原則上，運動量大約是在實踐十一月的「活動」習慣之外，加上每週做一次輕度的運

動或伸展操。

隨著日照時間變短，人們可能會覺得情緒低落，甚至不想出門，然而過早進入冬天模式或休眠模式也不好。另外，為了盡可能維持夏天練出的肌肉，最好**不要進行會流太多汗的激烈運動。**

對於沒有運動習慣的人，這個月只需做不讓體力往下掉的輕鬆活動。維持體力是十一月的重點。

到了冬天，陰的能量會增強，容易使人感到寒冷、老化，身體活動也會減少。此時由於體內能量會匯聚於腳底，因此在運動時，**要善用聚集在腳底的能量**。在十一月的第三週，會介紹能從腳底到小腿至髖關節逐步提升能量的暖身運動。

最後，運動後的收操也很重要，藉由進行緩和的伸展操，能幫助身體恢復正常狀態，減少運動帶來的壓力和疲勞。

吃黑色食物補充生命力

漢方醫學認為，黑色食物能補充生命力，對腎以及與腎相關的「骨、腦、生殖器、

1 譯註：日本有「運動之秋」、「食欲之秋」、「讀書之秋」、「藝術之秋」等說法，稱為日本四大之秋。

耳、髮、二陰」有益。「二陰」是指「尿道、生殖器」和「肛門」，讓排尿、生殖、排便等功能都能正常運作。腎陽具有溫暖身體的能力，也和控制排便有關。

鰻魚和牡蠣都是能增強體力的絕佳食材，特別適合冬天食用。對日本人來說，鰻魚可能會聯想到夏天的「土用丑日」[2]，然而冬天的鰻魚其實更具滋補作用，也更加美味。這是因為鰻魚在冬眠前會儲存營養，所以此時富含脂肪。牡蠣則是在十一月左右產卵結束後變得更加鮮美，到隔年三、四月為止，都是適合品嚐的最佳時間。

黑芝麻、黑米和黑豆都富含花青素，可以預防眼睛老化。另外，因為黑芝麻含有豐富的維生素E、蛋白質、亞油酸和油酸等不飽和脂肪酸，具有降低膽固醇的作用。此外，雖然冬天多吃肉可以增強體力，但也容易使膽固醇上升，這時可以善用黑芝麻或芝麻油控制膽固醇。

另外在羊栖菜（鹿尾菜）、裙帶菜和昆布（第225頁）中，含有一種叫「褐藻素」的類胡蘿蔔素物質，具有抗衰老和預防成人病的效果。

順應自然，固護陽氣

這個月是**儲備陽氣**（生命能量）**的好時機**。透過按摩穴位或食用特定食材，可以提升體內陽氣、蓄積能量。尤其對女性來說，吃鹿肉是補陽的最佳選擇。

鹿肉有「女性最好的中藥」之稱，對改善雌激素和怕冷的症狀很有幫助。鹿喜歡吃橡果這類的堅果類食物，因為堅果富含蛋白質、維生素、礦物質和食物纖維，所以以堅果為食的鹿肉裡，也含有對女性健康有益的營養元素。

日本從十一月起開放狩獵，此時就能吃到鹿肉這類野味料理。**這個月也可以吃蝦子或羊肉**，增加體內陽氣。另外，像是在烤羊肉裡加入生薑和大蒜，也是不錯的選擇。

至於吃素的人，則可食用**核桃或栗子等堅果類食物，又或是韭菜**。

我在第一章提到，「陽虛」型的人天生就缺乏生命能量的陽氣，所以從小就相當怕冷。在天氣即將進入嚴寒的十一月，要加強鞏固陽氣。

時尚與保暖兼具的穿搭法則

此時，人們可能會多花些錢添購禦寒的衣裝。因為這時的氣候適合多層次的穿搭，所

2 譯註：日語「土用丑日」中的「土用」，是指到立夏、立秋、立冬、立春前約十八天的這段期間。「丑日」中的「丑」源於十二支，在十二支中的順位為第二。「土用丑日」是土用這段期間內的丑日。日本人有在夏天的土用丑日以吃鰻魚的方式來滋補的習慣。

以愛好流行時尚、喜歡打扮的人應該會很開心。

消費者可以利用賣場的促銷或折扣活動，享受添購衣物的樂趣。能防止腳受寒的靴子，既時尚又保暖，是冬天必備的時尚物品。購買時可以挑選符合當年流行趨勢，又兼具保暖性質的款式。

有絨毛內襯的靴子是不錯的選擇，但建議買比自己的腳大一號的靴子，以搭配厚襪子。你可以在試穿靴子前就先穿好厚襪子，這樣有助於挑到合適的尺寸。

活用不同的顏色，也是能讓我們在寒冬添加活力的好方法。

色彩飽和度高的鮮豔顏色，可以讓人心情愉快，而帶有透明感的冷色系，則能穿出酷酷的感覺。雖然許多日本人喜歡穿白、黑、灰、深藍、棕這類單色系衣服，但在自然界花朵較少的冬季時，你可以假想自己是朵花，穿些色彩較鮮豔的衣服。此外，富含綠意的植物意象也是不錯的穿搭法。

若在臉部周圍，有色彩鮮艷的上衣或圍巾予以襯托，我們也會感受到顏色的力量，感覺更有活力。

藉由出趟遠門來為生活增添變化，轉換心情

氣候穩定的十一月，尤其是上旬，非常適合賞楓，或到風景優美之處來趟小旅行。暫離一成不變的日常生活，放空自己，消除身心疲勞，恢復元氣。在真正的寒冬到來之前，你可以心情愉快地度過這個舒適的時節。

在不會讓身體造成負擔的前提下，挑選一個出遊的目的地，送給認真過生活的自己作為禮物吧。**在日照變短、陽光不足的冬天，為「心」充電也很重要**。

如果說我們生活的地方是「日常」，那麼旅行的目的地就是「非日常」。處在「非日常」的狀況下，可以吸收和釋放與平時不同的能量，帶來新鮮感，也有益於心靈的充實與成長。

吃肉可增強體力

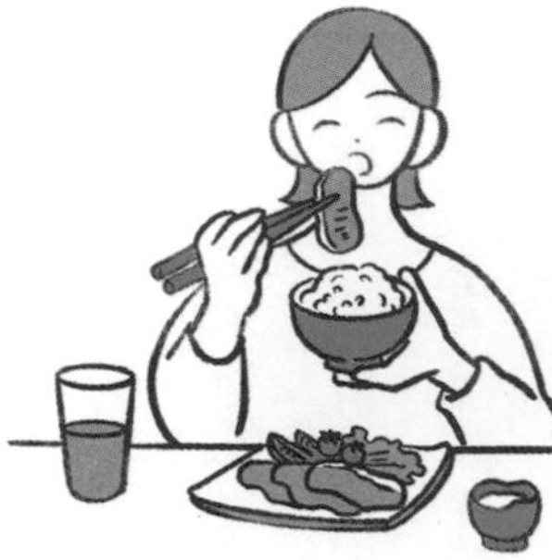

冬天是適合吃肉的季節，不需要有擔心會變胖的罪惡感。
我們可以從肉類補充身體所需的生命力。

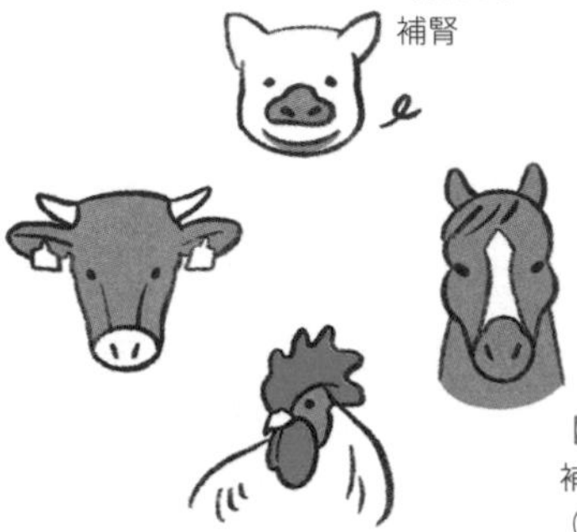

【豬肉】
補腎

【牛肉】
補脾。在身體狀況良好時，厚切牛排可以補血。但身體虛弱時，反而可能造成身體負擔。此時不妨吃用薄片牛肉和洋蔥製成的牛丼飯。

【馬肉】
補心
（第 138 頁）

【各種動物的肝臟】
補肝（第 83 頁）

【雞肉】
補肺（第 188 頁）

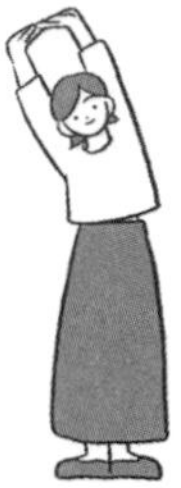

冬季養生要先補腎，**豬肉就是不錯的選擇**。或許是因為豬肉能「補腎氣虛竭」，腎氣旺則生命力強；也可能是中國人原本就喜歡豬肉，總之全世界豬肉最大消費國家就是中國，在所有肉類中，豬肉食用占比高達六成。

根據漢方醫學的五行論，腎屬「水」（第28頁），負責主持和調節人體津液代謝。豬肉也能調控體內水液的平衡（第29頁）。對於因缺水導致身體不適或有排尿困擾的人，不妨多吃豬肉。

豬肉因可分成里肌、五花、後腿、里脊等不同部位，但冬天時推薦大家吃豬腳。豬腳的營養成分高，尤其適合**產後女性**，**以及腰腿虛弱**、**無精打采的人食用**。

此外，牛肉能健脾胃，長期食用可強筋壯骨，推薦給與身體相比，手腳相對纖細、體重突然下降、沒有食慾、缺乏幹勁，以及會排稀糞的人。腸胃較弱者，可以吃牛肉少油低脂的部位。

11月
第1週
休息

注意腰腹部保暖，確保帶脈通暢

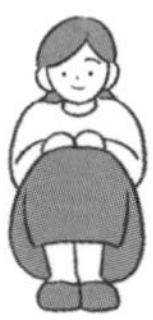

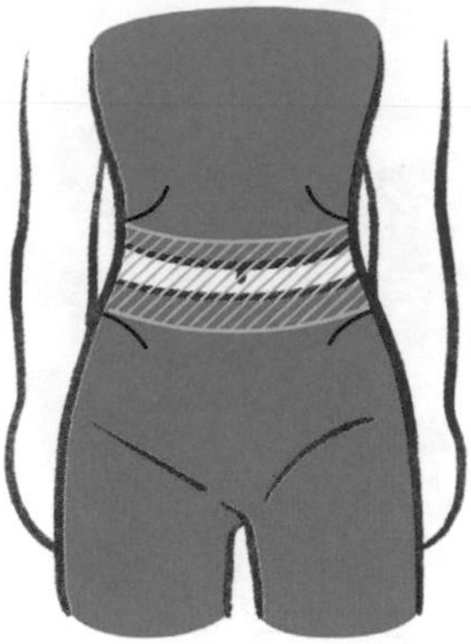

【奇經帶脈】
穿過和服的人，可以想像奇經帶脈就是和服的腰帶。或者是溫泉設施所提供的浴衣的腰帶。

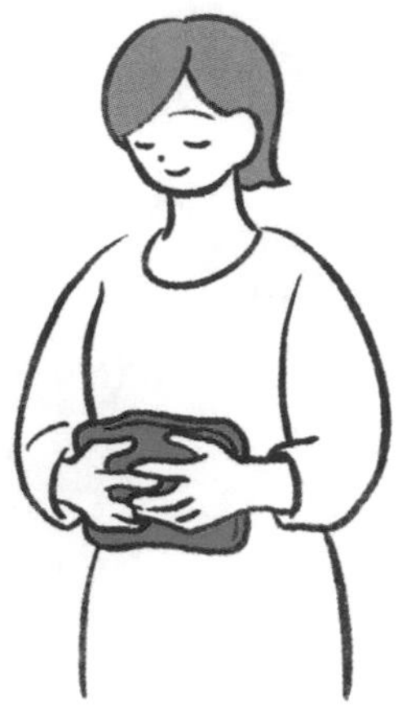

如果覺得奇經帶脈周圍有點冷，可以將熱毛巾（第67頁）敷在上面，用來保暖。

冬天時，不少人從腹部到腰部都會冷得發僵。透過用手觸摸腰部和腹部就能感到寒冷。如果從**十一月上旬開始出現這樣的症狀，表示是相當怕冷的體質**。

有前述這種症狀的人，可以透過溫暖**「奇經帶脈」**[3]，緩解腹部和腰部的寒冷感。奇經帶脈是環繞人體腰部和腹部的脈絡，類似和服的腰帶。透過保暖腰腹部，就能加速帶脈的氣血運行。

另外，也可用手觸摸腹部和腰部一帶，**如果發現有疼痛或不舒服之處，都可以輕輕按摩或按壓**。活化帶脈，可以在**寒冷的冬日緩解生理痛、經期不順等問題，也有助於改善女性荷爾蒙減少、不孕症、嚴重的慢性腰痛以及腰部無力**等症狀。對長時間久坐或開車的人，也能減少身體的負擔。

3 奇經八脈是人體上的經脈，包括任脈、督脈、衝脈、帶脈、陽蹻、陰蹻、陽維、陰維等八脈。其中的「帶脈」，是指位於腰腹之間、人體唯一橫向運行的脈絡。「帶脈」中的「帶」字，具有腰帶之意。

利用旅行，吸收當地正能量

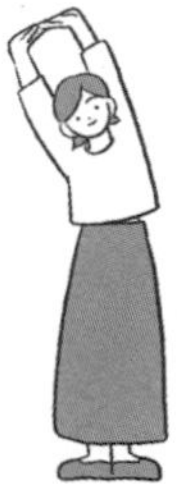

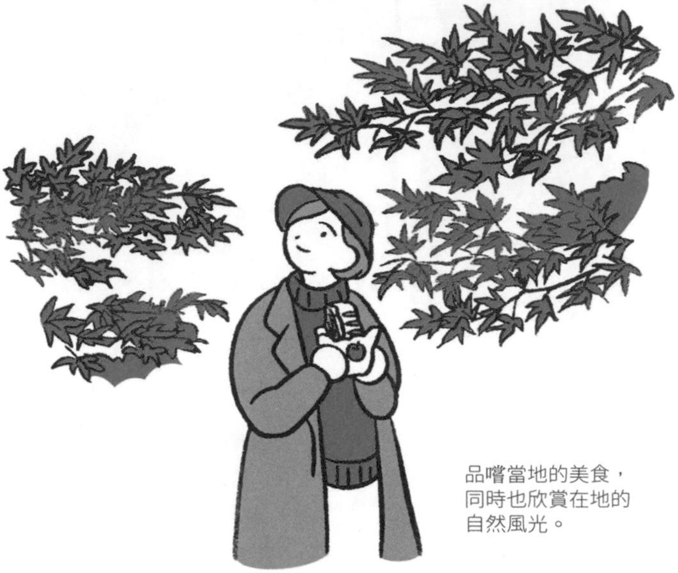

品嚐當地的美食，同時也欣賞在地的自然風光。

建議大家這個月出個遠門，去外面走走，吸取能量。即使只是當天來回的小旅行，也能有很好的效果。

因為氣溫降低，身體為了保持溫暖，會消耗更多能量來抵禦寒冷的天氣，所以要記得提醒自己**補充能量**。

在旅行時**品嚐在地的當令食物，對身心都有益**。另外，**我們還可以藉由泡當地的溫泉，或飲用溫泉水、泉水**，吸收蘊藏在大地中的能量。

從地底湧出的溫泉，是來自大地的恩賜。在被許可、不違法的情況下，建議大家不妨帶點溫泉水回家。

回家後，要洗澡時把溫泉水加入浴缸的熱水中，或是將其裝進噴瓶，在打掃時使用，都可以為自己帶來好運喔！

「抓髮按摩」能放鬆頭皮

〔抓髮按摩〕

在下圖箭頭線範圍內，從髮際（頭髮生長的邊緣）開始，朝頭頂的百會穴方向，將頭髮分成2至3公分左右的小塊，然後握住。

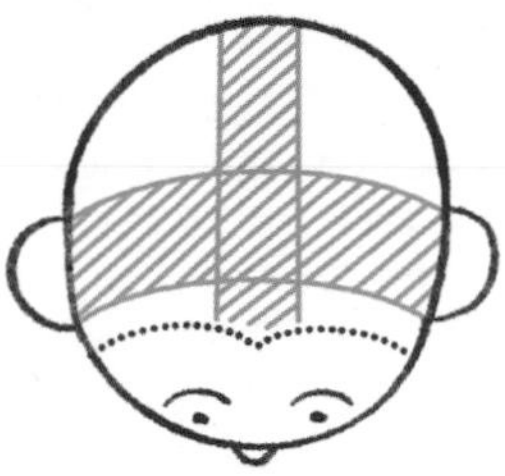

1

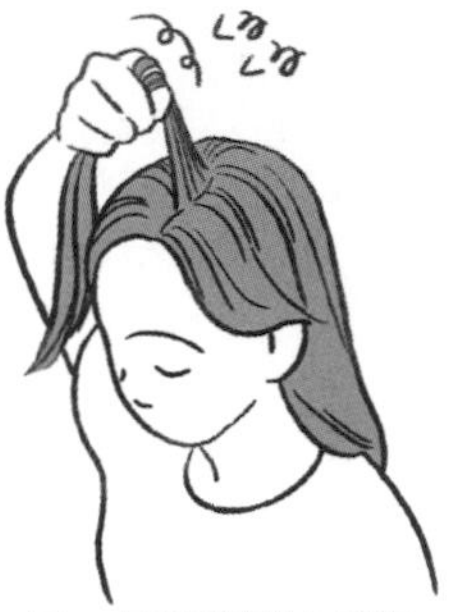

把一束頭髮纏繞在手指上。

2

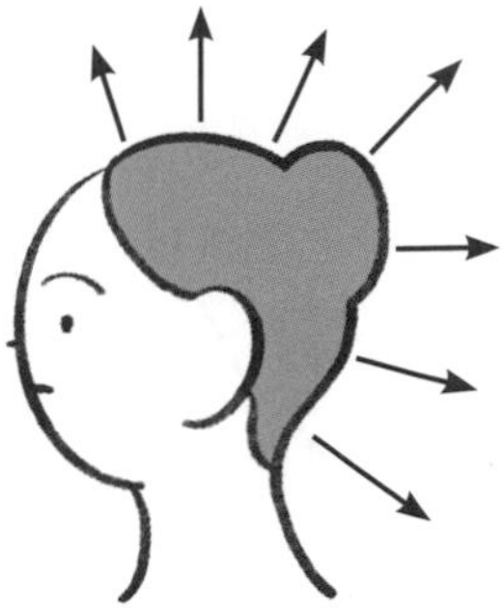

沿著頭部的弧度，參考箭頭的方向，輕輕向外拉扯。
※請先把頭髮放下再做抓髮按摩。

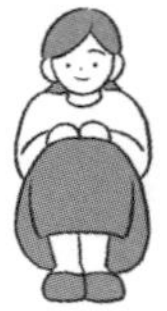

這個時期**受到冷空氣影響，頭皮會變僵硬**，可能會導致頭痛或耳鳴，**血液循環也容易變差**。如果觸摸頭皮時，覺得已經硬到失去該有的柔軟與彈性，就要格外小心。若只是輕觸頭皮就會疼痛，更要提高警覺。

遇到這種狀況時，可以利用「抓髮按摩」的方式讓頭皮放鬆。

做「抓髮按摩」不僅可以**促進頭部的血液循環**，還能舒緩僵硬的頭皮，**適度刺激毛囊**。只要毛囊恢復正常活動，頭髮就會光滑亮麗。定期進行抓髮按摩，對髮量正在減少的人，具有增髮的效果。也有人表示，在做了按摩後，頭髮變得更濃密，髮質也更強韌了。

抓髮按摩還具有**預防頭痛及緩解眼睛疲勞的效果**。此外因為能夠拉提臉部，讓臉部血流更順暢，所以也有美顏的功效。

抓髮按摩於洗完澡後進行效果最好，所以**請大家在晚上放鬆的時候來做吧**。

能使用腳底能量的準備運動

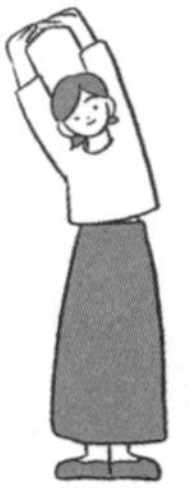

這是一項為了利用積累在腳底能量所做的準備運動。透過按摩「八風穴」，能將能量從腳底傳送至頭部，對於消除腳冷和腫脹也很有效。伸展前脛骨肌可以讓雙腳更容易張開。刺激肝經和膽經上的穴位，則能提高運動能力。

1

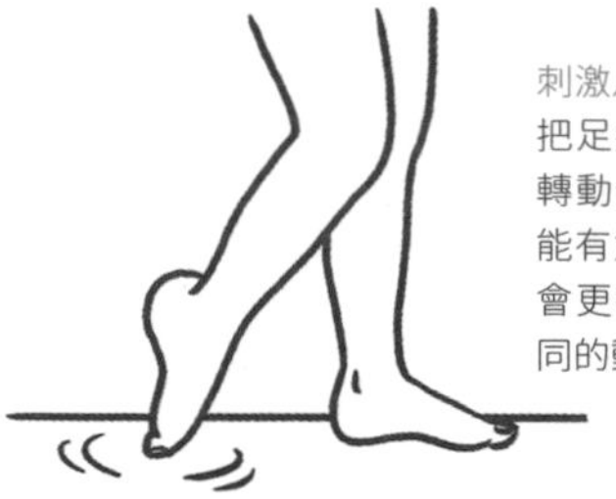

刺激八風穴，把能量從腳傳送至頭部。
把足尖趾甲面輕輕按在地面上，接著轉動全部腳趾使腳部放鬆。過程中若能有意識地刺激八風穴（第 152 頁），會更有效。完成後換另一隻腳進行相同的動作。

2

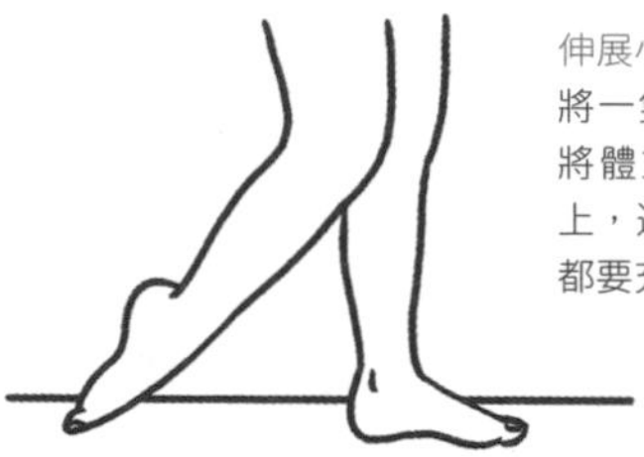

伸展小腿肌肉，讓雙腳更容易張開
將一隻腳往後伸，腳背貼在地面上。將體重輕輕放在小腿前方（脛前肌）上，進行伸展運動。從腳踝到小腿都都要充分伸展。

3

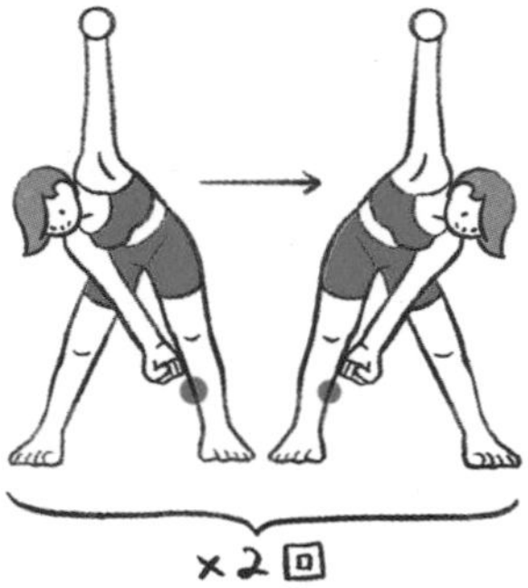

有節奏地刺激肝和膽的經絡
雙腿打開至比肩寬再多出兩個足部的寬度。雙臂向兩側伸直，手輕握拳，用小指側有節奏地敲打穴位。手肘盡量伸直，用右手敲打左小腿內側的正中央（中都穴），左手也做同樣的動作。兩手都做完後再重複一次。做這個動作時要抬頭挺胸，雙臂盡量保持 180 度。

4

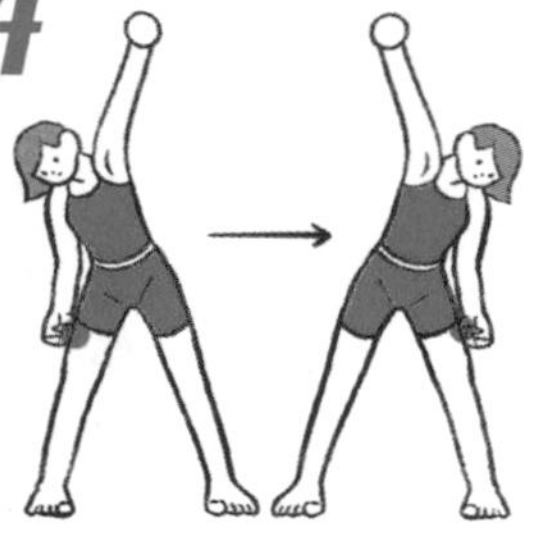

用右手敲打身體右側的風市穴；左手敲打左側的風市穴。

5

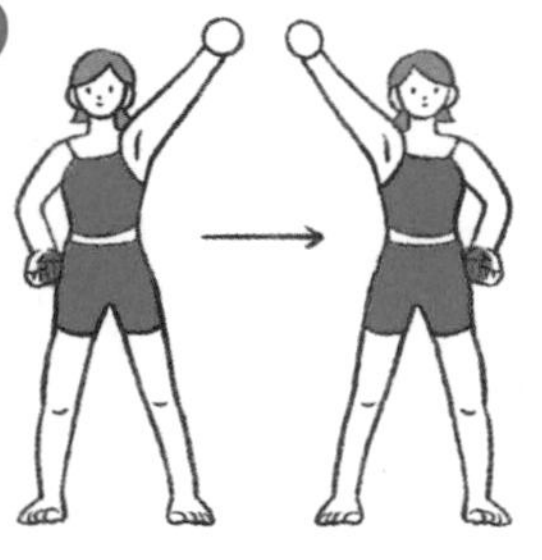

用右手敲打身體右邊的環跳穴，左手敲打左側的環跳穴。
步驟 ***3*** 至 ***5*** 的動作，皆以敲擊 8 次為一組。穴位的位置請參考圖示上標出圓點的地方。

享受寧靜，提升聽力

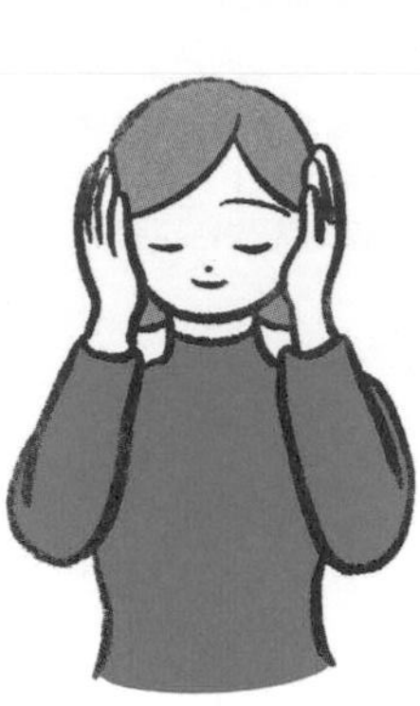

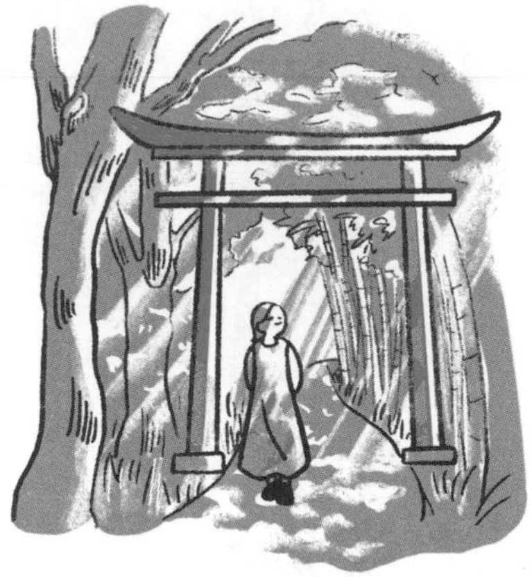

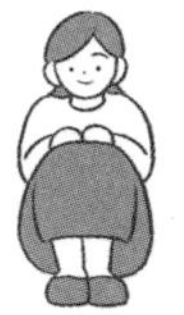

沉浸在屬於自己的「寂靜」和「無」的感覺中，可以讓「五感」更加敏銳。
讓我們在季節的變換中，感受時間的流逝。

清晨時分，有些微弱的聲音會在神社周圍迴盪，像是掃帚掃地的聲音、鳥兒的啼鳴，以及樹木的低語。試著欣賞這種微弱的聲音，這也是一種屬於你個人的「無」的感受。
享受解放的感覺與寧靜的愉悅吧。

進入冬天後，我們要刻意為自己創造「能讓耳朵休息的時間」。有些人因為工作的緣故，身邊會充滿許多聲音，又或是習慣戴耳機，**尤其要注意別讓耳朵因過度使用而感到疲累**。

耳朵會反映腎的狀態。當腎因受到低溫而受寒，耳朵功能也會下降。年輕時，耳朵不太會感到疲憊，**但由於壓力、受寒和過度使用，仍會有不適感**。這種不適可能是暈眩或搖晃頭部時會噁心想吐等，發生症狀的地方不一定限於耳朵。

漢方醫學認為，女性的健康和美麗在二十八歲時會達到巔峰。到了三十五歲左右，每個人都會感到自己正在衰老。雖然程度因人而異，但對於寒冷和壓力的耐受性會變差，卻是不爭的事實。

除了讓耳朵休息外，享受寂靜也很重要，這樣能使心情平靜。嚴格來說，這種寂靜不一定要是百分之百的安靜無聲。例如可以早上早點起床，到附近的神社或寺院走走，或是到咖啡館看書也不錯。

坐式「太極拳伸展操」

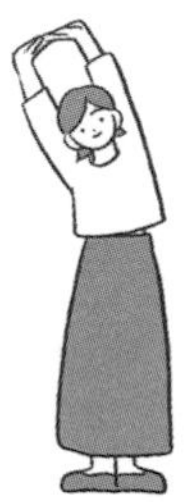

練習太極拳能調整體內氣的循環，有益健康。

另一方面，中醫裡還有利用「推拿」的手法，刺激身體皮膚、肌肉、筋骨等部位，達到氣血運行順暢，調整臟腑功能等目的。雖然推拿是以治療為目的，這點和太極拳不同，但除此之外，兩者有很多相似之處，例如調整「氣」的流動。

本週讓我們試著用太極拳來調整自身的氣。當然，我並不是要大家打正統的太極拳，而是藉由練習加入太極拳元素的伸展操。這裡就讓我們試試坐式的「太極拳伸展操」，即使在工作中坐著時，也可以進行。

［太極拳伸展操］

1

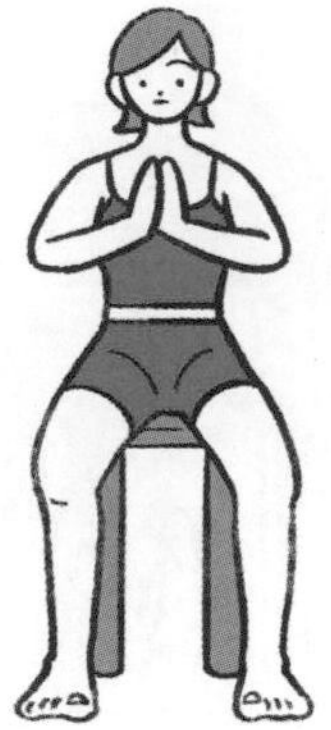

坐在椅子上（但不要坐滿），雙腳著地，膝蓋彎成 90 度。雙手合十，手指緊密貼合放在胸前。在有意識放鬆肩膀時，進行幾次深呼吸。

2

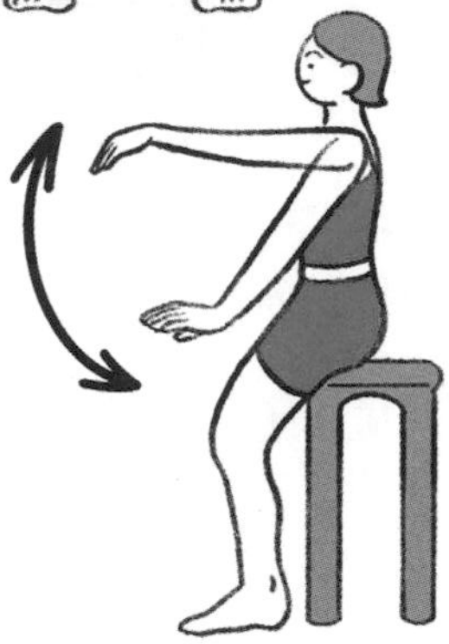

放下雙手。手掌朝下，在吸氣時慢慢把雙臂抬高到 90 度。然後呼氣時，再慢慢把雙臂放下至膝蓋的位置。重複這個動作數次，並注意手腕不要扭轉或彎曲。

3

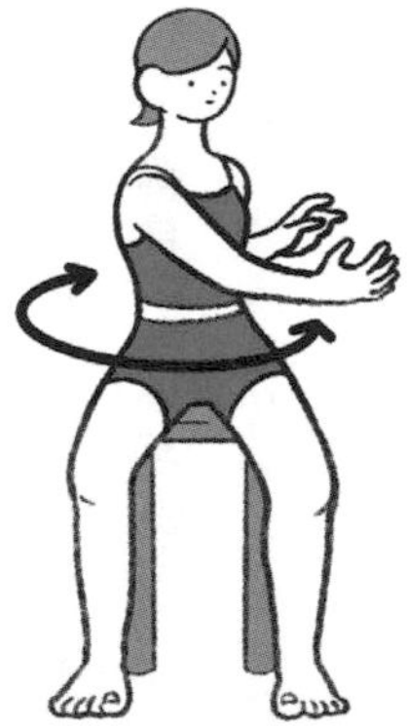

用雙手在胸部到肚臍的位置做顆大球。做這顆大球的過程中要吸氣，在確定球的形狀後呼氣。做這顆球時，想像你是用自己的「氣」在做生命之球。

球完成後，接著像要把它壓扁一樣扭轉身體，將球帶到側腹的位置。慢慢地左右來回進行幾次這個動作數次。練習時若能意識到「奇經八脈」（第 207 頁），可以得到更佳的效果。

11月 第4週 休息

折耳按摩，讓血液循環變好

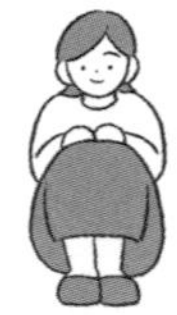

［折耳按摩］

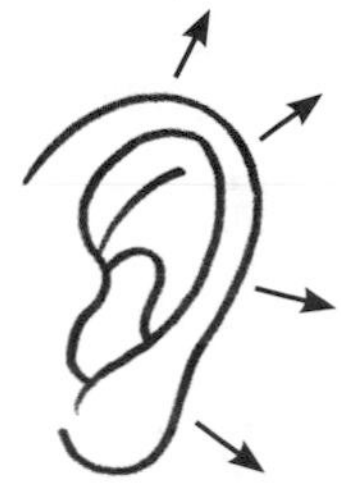

1

如圖，把耳朵分成四個部分。輕輕捏住雙耳，然後依序從上到下，按照箭頭方向輕拉。

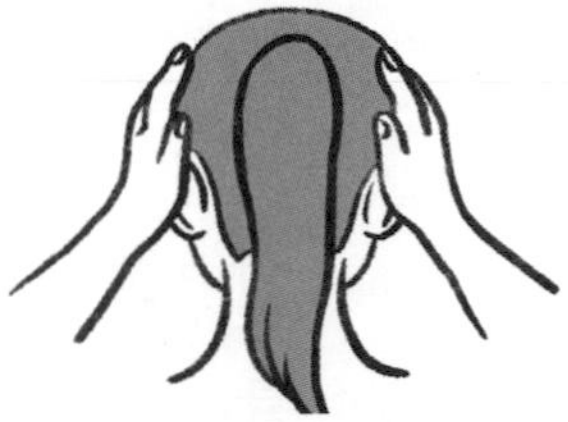

2

從耳根處把耳朵往上折，以魚際穴（第 221 頁）為中心，用大拇指根部按住耳根 10 秒。想像自己正用雙手夾住臉，在進行的同時也慢慢呼氣。

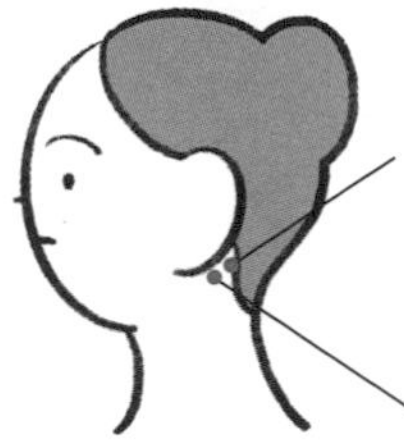

3

【完骨穴】
耳垂後方骨頭凸起（乳突）的後下方凹陷處。

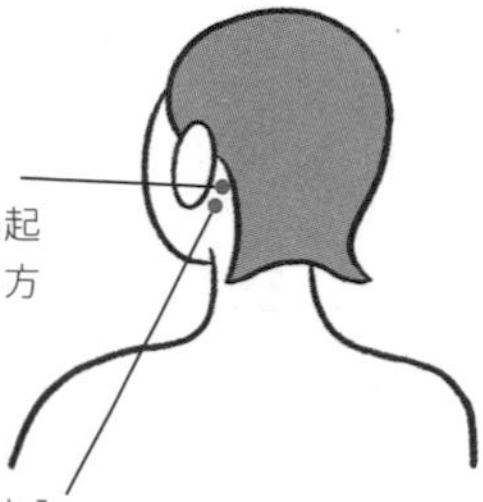

按摩到身體感覺有暖意即可。如果覺得還不夠，可以配合按壓完骨穴和翳風穴。

【翳風穴】
耳垂後方骨頭凸起（乳突）與下頜骨之間的凹陷處。

耳部按摩有助於改善耳鳴、頭痛、頸痛、臉部浮腫，以及氣象病（第177頁）等症狀，還兼具美容的功效。即使沒有前面提及的症狀，按摩耳朵對**解決無精打采、提不起勁、注意力不集中，以及視線模糊等**，也有一定的效果。

此外，當你觸碰耳朵和耳根時，如果**有冰冰涼涼的感覺**，就算沒有明顯的不適，最好還是立刻做一下折耳按摩。

儘管耳朵冷一整天也不至於立刻對身體產生不良影響，但如果長期對這種情況置之不理，可能就會出現本文第一段所提到的諸多不適症狀。**透過按摩對耳朵進行刺激，可以提高新陳代謝**，所以當你覺得寒冷時，請試著按摩一下耳朵吧。

耳穴療法在中國是門醫學。因為人體全身的穴位都分布在耳朵上，所以能藉此治療許多疾病，包括血液疾病和慢性病。雖然按摩耳朵這種自我保健無法達到與治療同等的效果，但對身體健康確實有益。

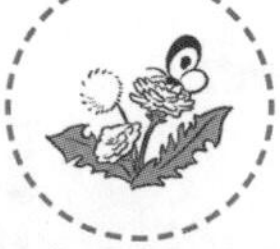

十二月

November

活動

20%

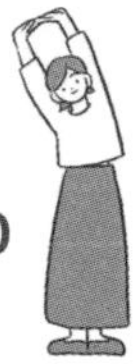

休息

80%

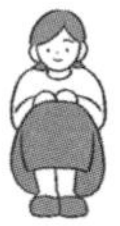

日落就要休息

晚上別運動！盡早回家休息

包含「冬至」在內的十二月，是一年中日照時間最短的月份，也是任何人都會意識到「冬天真的來了」的時候，所以只要太陽一下山，人們就會想早早回家，此時我們不妨增加一些能在家裡享受樂趣的活動。

這個月身體的「休息」比例為80％，比上個月要高。另一方面，身體的「活動」比例則為20％。**在白天陽光充足時保持本月的「活動」習慣，就能達成20％的目標**。

做運動時，以不出汗為原則。這是因為在冬季，人體為了對抗嚴寒，會消耗大量能量，此時如果流汗過多，會導致毛孔開合所需的能量不足，這將使毛孔保持在敞開的狀態，進而著涼感冒。

此外，應絕對避免利用夜間時段運動，要記住，**這個月只能在白天做運動，晚上就要好好休息**。

接下來，我會以「衛氣」的觀點詳細說明，為什麼冬天只能在白天做運動，晚上則要用來休息。

在第四章（第164、165頁）曾說過，漢方醫學裡的「衛氣」，顧名思義為「保衛之氣」，類似西醫「免疫力」的概念。衛氣透過消化吸收食物的能量轉化而來，能在體內形成一道防護網，幫助我們抵禦來自外在環境的不良影響。在身體外部，衛氣運行於皮膚與肌肉之間；在身體內部，則透過經脈循行臟腑及全身。衛氣不僅負責毛孔和汗腺的開合，還能調節體溫，並讓皮膚和毛髮都接受其滋養。

從日出之後到白天的這段時間，衛氣會在人體表面形成屏障，用以抵禦「邪氣」（第34、35頁）。入夜後，毛孔會關閉，衛氣則進入體內，養護與溫潤臟腑。也就是說，**晚上身體對外部邪氣的抵抗力會降低**。從漢方醫學的角度就能充分解釋，為何參加晚上喝酒聚會等社交活動，比較容易感冒。

為什麼要避免在冬夜做運動呢？原因在於運動出汗，讓毛孔打開，風寒之邪因而侵入人體，引起感冒。體力勞動也不適合在冬天的晚上進行。因此那些在夜間於低溫中從事體力勞動者，生命力容易減弱，身體也會受寒。

腹部容易積聚寒氣

進入十二月後，我們終於要和「寒冷」正面對決了。此時人們不僅會受到「寒邪（第35頁）」的影響，感受來自外在的嚴寒，還會因吸入冷空氣，讓身體從內部發寒。因為聖誕節與尾牙餐會這類的節日和活動，增加了外食和飲酒的機會。如果在參加活動時，喝冷飲或吃了生冷食物這類會使體溫降低的餐點，會使身體更加虛弱。在這個季節，最重要的就是保持身體溫暖，不讓寒氣入侵。

如果臟腑受寒，即使身體沒有出現發燒等感冒的初期病徵，也可能發生像急性腹痛、腹瀉、嘔吐等腹部症狀。這種情況常出現在因身體受寒而體力低下的人身上，除腹部症狀外，通常還會伴隨脈搏變慢、手腳發冷等（原則上，疼痛會使脈搏變快，但如果前述腹部不適的症狀突然出現時，脈搏反而會變慢）。

在十二月和一月時，我們要特別留意身體是否出現上述提到的症狀。其實，只要注意以下三點：**吃加熱過的食物、用餐時先喝溫熱的味噌湯**（或其他湯品），**以及食用當季食物**，就能防患於未然。

睡覺時容易落枕

日語中有「首が回らない」（脖子無法轉動）這句慣用語，意思是債臺高築，被債務壓得抬不起頭。而在現實生活中，也確實有不少人因為金錢方面的壓力而束手無策。

所謂「債不過年」，在過往，每年的十二月，亦即年底時，欠錢的人都會被催債。

現代社會中，人們同樣得承受來自工作績效、財務支出等不定時出現的壓力。有時還會碰到意外破財，讓荷包蒙受無預期損失的窘境。前述這些壓力，都是造成落枕發生的原因。

此外，忙碌和工作、生活壓力，再加上寒冷，更大幅提高了人們發生「落枕」的機率。清晨氣溫下降時，露出被窩的頭部到脖子部位都會受涼，再加上因寒冷而減少翻身的次數，也是造成落枕的原因。預防的方法，我將在十二月的第二週詳述。

邊走路邊按壓臀部下方的穴位

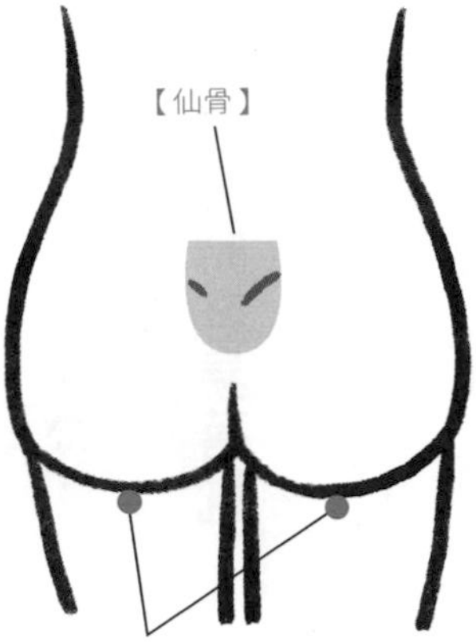

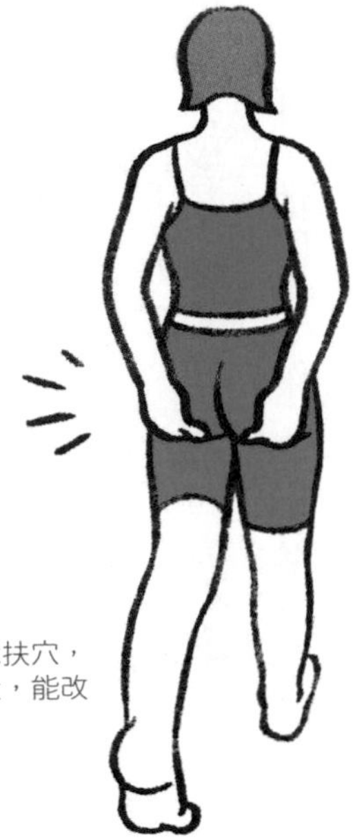

用雙手按壓承扶穴，有節奏地行走，能改善氣血循環。

冬天由於肌肉容易緊繃，髖關節的活動範圍和步幅都會變小，因此走路速度也會變慢。**這個時期讓我們透過有節奏的步行方式，適度提升因受寒氣影響而變弱的「氣」**吧。

這一週試著用雙手按住**「承扶穴」**，用把臀部往上提的方式，以這樣的方式配合一、二、一、二的節奏來走路。雖然只是簡單的穴位刺激，效果卻很顯著。

此外，如果你有機會和其他人一起走路，**可以用手按壓對方的承扶穴**（離自己較遠的那一邊）。**與此同時，也請對方按壓自己的承扶穴**。

即使是兩個人一起走路，你們的速度也可以比獨自走來得快些。上述提到的做法，很像彼此摟著對方的腰行走，所以比較適合和家人或關係親密的伴侶一起進行。對於不容易按壓承扶穴的人，按壓「骶骨」（薦椎）也同樣有效。

分兩至三次排尿，鍛鍊骨盆底肌

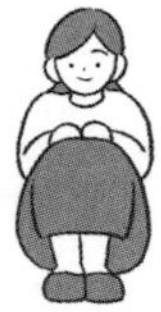

［容易隨年齡增長而衰退的肌肉］

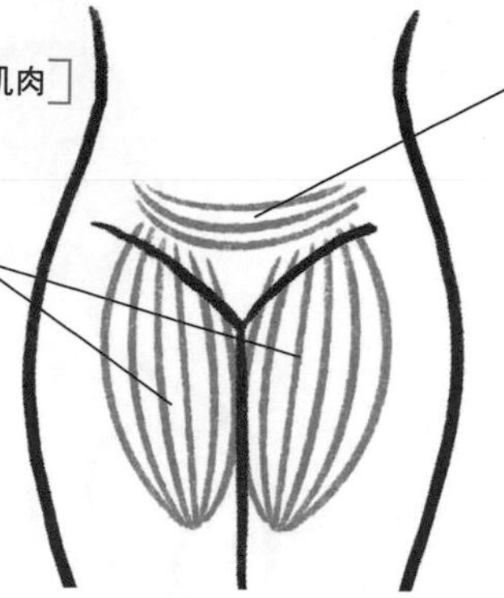

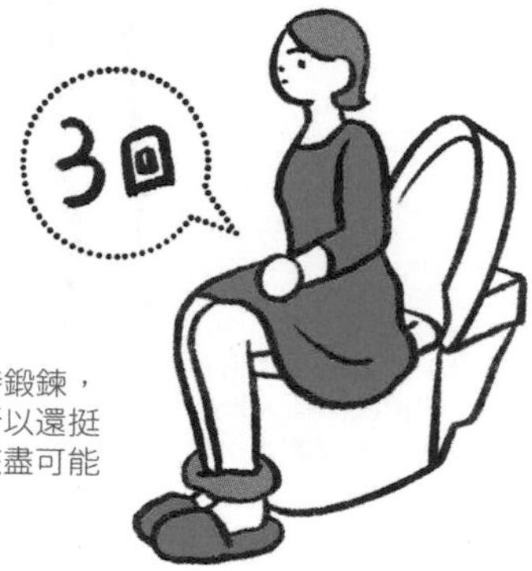

因為骨盆底肌不是靠運動時鍛鍊，而是在身體放鬆時進行，所以還挺容易的。在日常生活中應該盡可能增強這些肌肉的肌力。

隨著年齡的增長，腿部肌肉量會逐漸減少。相較於老年人，目前大家的肌肉都還很結實有力。但與二十歲左右相比，肌肉量應該已經減少了。這時可別因為腿變細了而覺得高興喔！

而**腿部的「內收大肌」以及「骨盆底肌」**，則是最容易出現明顯衰退的肌肉。雖然鍛鍊骨盆底肌不太容易，但還是有不錯的方法可以試試。

方法是**在小便時，分成兩到三次排尿**。在一開始排尿時，就立刻停下來。接著第二次排尿，依然是在尿了一點之後，再度停下來。然後是最後一次排尿，這時就可以把尿液徹底排清。

想要保持年輕的體態，就要好好維持骨盆底肌的肌力。對孕婦來說，這些肌肉更為重要，因為有力的骨盆底肌不僅可以撐住腹中的胎兒，還有助於順利分娩。對於產後身體狀況不佳、不太能活動而擔心體力變差的人，也非常適合。

附帶一提，唱歌也可以鍛鍊骨盆底肌，所以經常唱歌的人，或許都擁有強健的骨盆底肌喔！

暖暖包要貼對位置

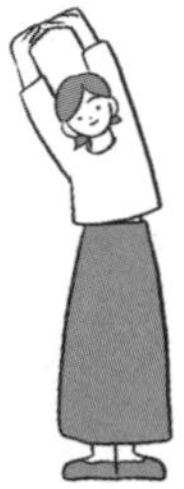

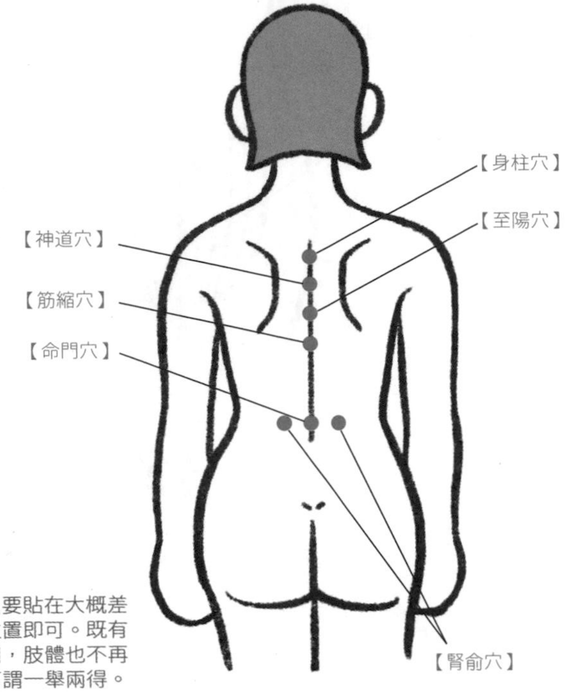

暖暖包只要貼在大概差不多的位置即可。既有保暖作用，肢體也不再僵硬，可謂一舉兩得。

在嚴寒氣候要外出時，可以在衣服內側貼上暖暖包禦寒。即使運動時，也可以在衣服內貼上暖暖包，這麼做不僅可以保暖，還能讓肢體不僵硬，避免在運動時受傷。

這週我們來學習外出時，如何把**暖暖包貼在有助於讓身體暖和的穴位上吧**。

把暖暖包縱向貼在左右肩胛骨之間，可以幫助調整呼吸、穩定精神，並讓肩膀轉動更加順暢。此處的穴位有「身柱穴」、「神道穴」、「至陽穴」，**都是對人體的心肺功能有益的穴位**。

把暖暖包貼在略低於肩胛骨下方的脊椎中央處，有助於改善肌肉活動。「筋縮穴」這個穴位，是位於肩胛骨下緣往下約兩節脊椎的地方（請參考上圖）。

在**腰部最細的位置**（也就是沒有肋骨的地方），其背面有「腎俞穴」和「命門穴」這兩個穴位。把暖暖包貼在此處，能在天寒地凍或無精打采時，補充生命力。

按壓手部穴位，預防頸部疼痛

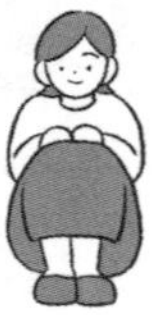

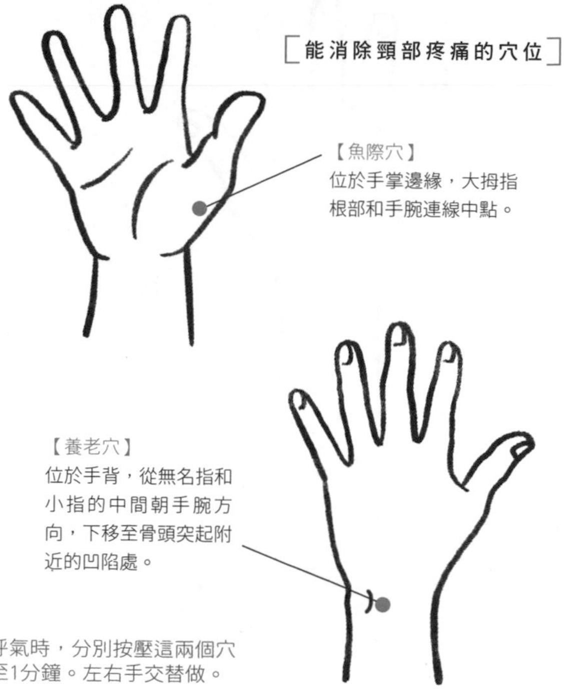
能消除頸部疼痛的穴位
【魚際穴】
位於手掌邊緣，大拇指根部和手腕連線中點。
【養老穴】
位於手背，從無名指和小指的中間朝手腕方向，下移至骨頭突起附近的凹陷處。

在大口呼氣時，分別按壓這兩個穴位10秒至1分鐘。左右手交替做。

十二月是人們容易因壓力或寒冷而產生頸部疼痛的時期。尤其像使用電腦或智慧型手機、從事手工活、文書作業及做家事等，都會使脖子和身體前側出現僵硬或緊繃。

我們可以**將背靠在牆上**，以此方式檢查頸部的情況。如果肩膀貼著牆壁，但後腦勺無法碰到牆壁，那就表示你的頭部往前突出，身體前側過於緊繃，還有輕微駝背，這些情況可能都會讓你覺得頸部不適、呼吸困難。

在症狀進一步惡化之前，我們可以按壓**「魚際穴」**和**「養老穴」**。按壓魚際穴能迅速減輕頸部疼痛，讓脖子的轉動順暢。養老穴是在養生或治療時經常會用到的穴位，能減輕肩頸疼痛和不適感，對改善運動傷害和老花眼也有療效。

除了按摩之外，如何減輕壓力產生，對於預防頸部問題也很重要。十二月是個忙碌的月份，許多人不論是工作或行程都排得很滿。希望大家能考量自己的體力，妥善調整行程的安排。

缺乏幹勁時，按壓「萬能穴位」恢復能量

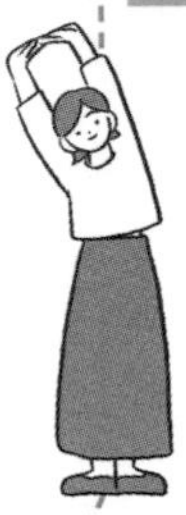

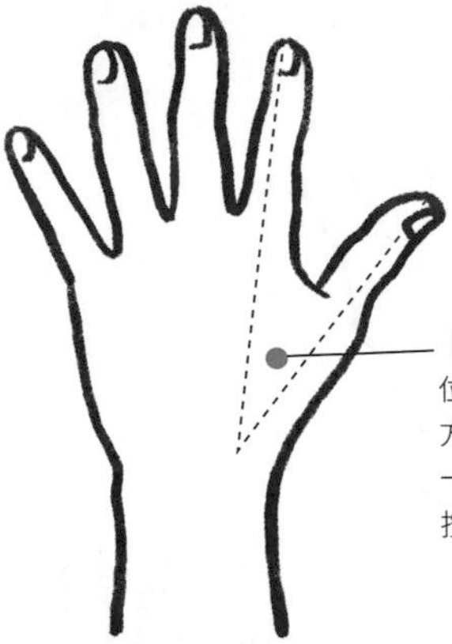

【合谷穴】
位於從食指和拇指相連的地方，稍微往食指的方向移動一點後會碰到的凹陷處。
按壓時會感到麻麻的疼痛感。

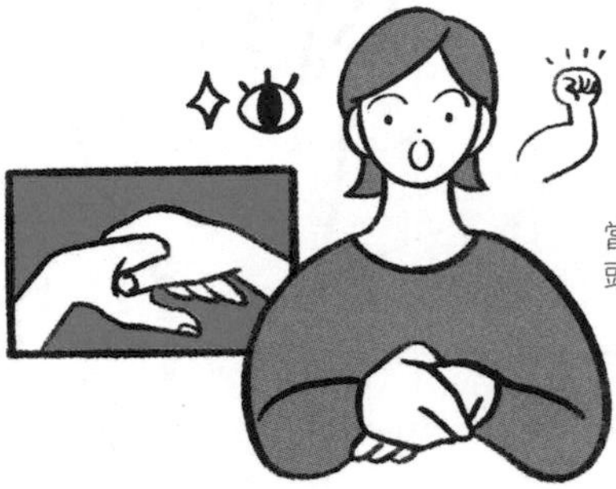

當身體出現感冒初期症狀：頭痛、流鼻血、流鼻水、眼睛疲勞、牙痛等不舒服的症狀時，首先請試著舒緩地按壓一下合谷穴吧。

「合谷穴」是促使人體陽氣升發的最佳穴位。

當你覺得**「身體冷到動不了」**、**「缺乏動力」**、**「渴望獲得能量」**或**「沒有力氣」**時，不妨先按摩合谷穴，為自己補氣。

先慢慢按壓一隻手的合谷穴，在按壓的同時配合吐氣，重複做三次。另一隻手也做同樣的動作。

此外，如果按**壓時痛感越來越強烈，吐氣也要隨之變深長**。按摩合谷穴搭配吐氣，重複做三次，這樣是一組動作。每次以做三組為宜，覺得神清氣爽就可以停止了。

按摩合谷穴的好處不少，例如可促進臉部的血液循環、緩解眼睛疲勞、讓鼻子通暢，還具有美顏的功效、讓人在運動時表現更靈活，恢復視力，甚至還可以調整自律神經功能。

插紅花，泡柚子浴，喝柚子蜂蜜茶

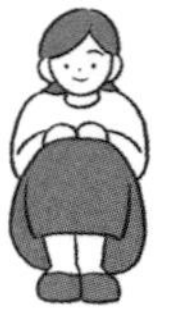

喝杯柚子檸檬茶，讓身體溫熱，提升能量。

［ 柚子蜂蜜茶的製作方法 ］

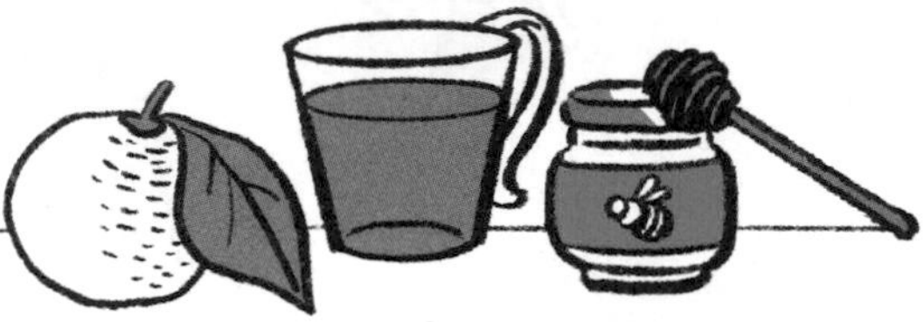

1. 將一或兩顆柚子（根據柚子的大小做調整）用水洗乾淨後，橫向對切成兩半。然後把柚子汁擠入裝有約 350ml 熱水的保溫容器中。
2. 依個人喜好加入適量的蜂蜜。350ml 的水，約為 1 至 2 大匙。可以先加入 1 大匙蜂蜜試試味道，再進行調整。

放在保溫容器裡的柚子蜂蜜茶，大約可維持半天的美味口感。

本週包含了「冬至」，是一年中日照最短的時期，東方哲學認為此時為「陰極之至」，陰寒已達到極致。但也正是從這時開始，陽氣逐漸增加。

大自然的變化和人體是連動的，古代中國就有「一陽來復」的說法，人們會意識到**冬至是陰消陽長轉化的關鍵節氣，陰氣盛極而衰，陽氣回升**。日本和中國一樣，也有類似的傳統，在冬至這天會藉由吃南瓜或泡柚子湯，來補充陽氣。

這週讓我們透過在周圍增加一些紅色或能讓人聯想到春天的事物，來補充陽氣，儲備能量吧。

曬太陽也是補充陽氣的好方法。冬天是個需要好好休息的季節，基本上可以盡情享受無所事事的放空時光。

本週的日式生活法，我推薦**泡個柚子浴，或是每天喝柚子蜂蜜茶**。柚子具有溫熱作用，能讓身體溫暖。另外，因為柚子樹不容易遭受病蟲害，所以幾乎都沒灑農藥。但如果你的皮膚比較敏感，可能會覺得刺痛，還是避免使用為宜。

「對抗不健康」的體操能改善駝背

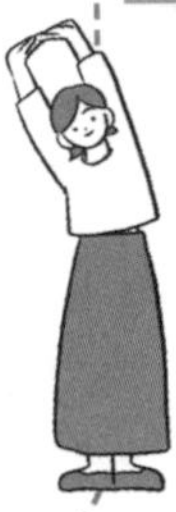

在寒冷的冬日，有些人會注意到自己有駝背的問題。駝背時，肩胛骨會被往前拉，導致左右兩側肩胛骨之間的距離也變大。隨著駝背的惡化，體內臟器會受到壓迫，身體動作也會越來越不靈活。

我們可以**透過甩動手臂的「對抗不健康體操」，向不健康說No，並改善駝背**。這種運動除了能讓身體變暖，還可以改善姿勢，提升工作或運動表現。因為從鎖骨到肩胛骨附近有很多經絡（也就是氣的通道），**透過改善肩胛骨的活動方式，就能使身體迅速變暖**。

當肩胛骨移動時，鎖骨也會跟著連動，身體前側的狀況就會改善。這是因為肩胛骨的「烏口突起」位於胸部上方靠近鎖骨處，而肩胛骨和鎖骨在身體前方有關節相互連接。

這個體操還能放鬆頸部肌肉。因為頸部有十二經絡，還有兩條從生殖器傳遞能量的經脈：任脈及督脈經過，所以只要讓頸部的肌肉放鬆，就能激發全身的活力。

[對抗不健康體操]

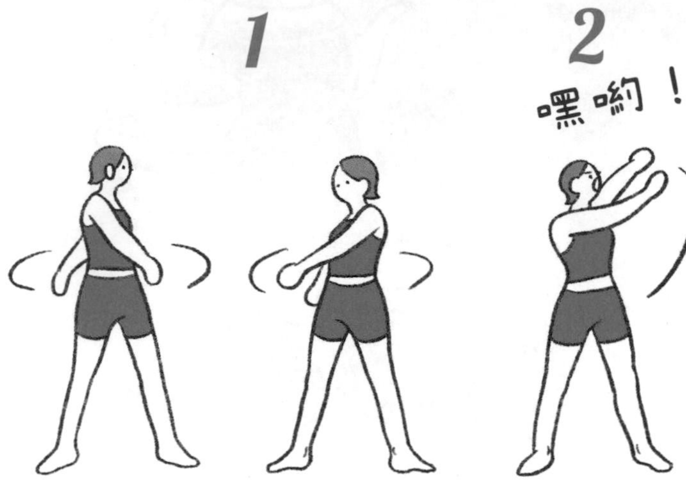

先適度放鬆手腳。
接著讓身體左右轉動，同時隨著身體的扭動引導甩動雙臂，就像是個鬧脾氣的小孩。或是想像要把水桶裡的水往外潑也可以。在外面做這個動作時，可以小幅度地扭動。但若時間和地點允許，請盡量把動作加大。

當你覺得身上累積許多壓力時，不妨一邊做體操，一邊大聲喊出「煩死啦」、「我最討厭做XX了！希望它遠離我」。只要「發出聲音」、「用言語表達」和「動起來」這三者互相結合，就能有效釋放壓力。另外，大聲喊叫會用到身體的核心肌肉，所以還能提升運動效果。

12月
第4週
休息

用昆布高湯來溫柔地呵護胃

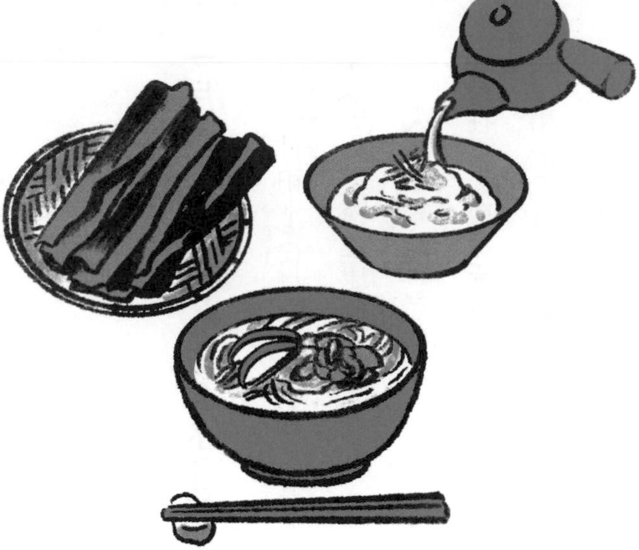

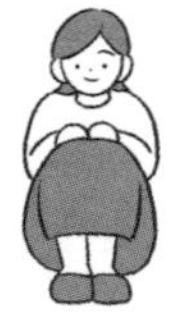

昆布高湯既可單獨食用，也可與鰹魚高湯或飛魚高湯混合後食用。昆布高湯在料理之外的用途也相當多元。高湯茶泡飯既可口，對胃的負擔也小，身體不舒服的時候，是很好的食物。

「出汁」（日式高湯）無疑是日本人引以為傲的健康食品之一。即使未經調味，也不影響其美味，這是出汁最大的魅力。

漢方醫學認為，像昆布這類的黑色食物，具有補充生命力的功效（第201頁）。

從營養學的觀點來看，昆布中含有豐富的鮮味成分「麩胺酸」，味道醇厚濃郁，可以明顯減少鹽分的攝取，對健康極其有益。

昆布還含有大量的維生素B_1、B_2、褐藻酸，可讓思緒清晰，也更具活力。而其中富含的碘，對甲狀腺和喉嚨有好處，還能預防感冒。它豐富的膳食纖維，也能促進小腸、大腸和胰臟的功能，具有高效的排毒效果。此外，**還能增強可分解蛋白質和碳水化合物**（醣類）**的酵素之活性，提高消化能力**。

昆布，我們可以善加利用海帶絲或薯蕷昆布，將昆布融入日常飲食中。

一月 January

持續執行「週計畫」，讓健康成為習慣

活動
20%

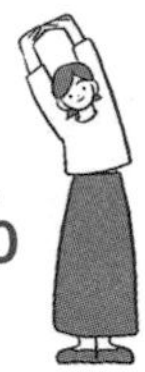

休息
80%

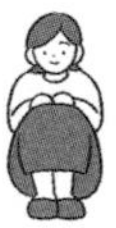

一月時繼續執行十二月的生活方式

一月和十二月的養生方法，基本上並沒有太大的變化。本月就讓我們配合身體狀況及需求，來實踐健康生活的習慣吧。

人在冬季時，老化速度會加快。事實上有許多**健康狀況不佳的老人和罹患重病者，更容易在夏天或冬天過世。通常只要能挺過一月，順利撐到夏天應該是沒問題的。**

和十二月一樣，一月時身體「活動」和「休息」的比例，繼續分別維持在20％和80％。這個月只要在陽光充足的時候活動筋骨，活動量應該就能達標了。

但這個月如果過度注重休息而很少活動，身體就會變得僵硬，體力也會變差。相信有不少坐在辦公桌前工作的人，在一月時，幾乎完全沒運動吧。我們可以充分利用在家中也能完成的運動，或是以快走散步等方式，讓身體適度動起來，以維持體力。

即使在十一、十二月時已經好好放鬆了，但畢竟在年底和年初這段期間，還是有許多事情要處理，這段時間裡只要感覺累了，就要充分休息。

調整女性荷爾蒙，為春天的健康超前部署

一月是一年中最冷的月份，此時身體容易因寒冷而出現健康問題。尤其與生命力息息相關的「腎」一旦受寒，女性的身體就會變差，生理狀況也容易受到影響。

漢方醫學認為，理想的生活方式應該是**在季節和氣候變化之前，就超前部署應對。一邊將會對身體帶來的不良影響降到最低，一邊吸收來自大自然的能量**。這個月我們可以提前迎接春天的到來，食用在二月立春時會使用的**炒大豆**，並喝**玫瑰花茶**，調整因受寒導致腎功能低下而紊亂的女性荷爾蒙。

在日本被視為「福豆」的炒大豆，其實從每年一月就開始販售了，建議大家可以把它當成零食。大豆中的異黃酮和雌激素（女性荷爾蒙）的結構極為相似，所以預期它能發揮類

似雌激素的作用。

大豆中含有豐富的蛋白質。日本文部科學省發表的「日本食品標準成分表2020年版」（第八次修訂）中寫到，每一百克大豆中含有三十七．五克的蛋白質，人們每天大概需要攝取約體重千分之一的蛋白質（例如，體重五十公斤的人，要攝取五十克的蛋白質）。尤其在嚴寒的冬季（或酷熱的夏季），因為基礎代謝增加，確保蛋白質的攝取更加重要。

日語中的「バラ茶」就是中文的「玫瑰花茶」和英語的「Rose Tea」，是一種用薔薇或玫瑰的花瓣或花蕾所製成的花茶。正如在十二月第三週（第223頁）所介紹的，因為紅色（赤）是能帶來活力的顏色，所以可以增強陽氣，並對女性荷爾蒙有積極的正面影響。

雖然冬天會開的花卉種類較少，但我們仍能透過喝玫瑰花茶，提前感受繁花盛開的愉悅。雖然從二月的立春再飲用玫瑰花茶亦可，但對於女性荷爾蒙失調或有慢性經痛的人，我建議從一月開始喝會更好。

即使沒有出現與月經相關問題的女性，只要覺得因寒冷而無力，也可以嘗試飲用玫瑰花茶。漢方醫學認為，**較小的花蕾更有效**，這是因為小的、年輕的或含苞待放的東西，含有較多的陽性能量。所以在挑選玫瑰花茶時，不妨選擇小花蕾。玫瑰花茶還具有調節人體免疫力的功能，如果**在春天花粉症或皮膚炎症狀就會變嚴重的人，也建議從現在起就可以**

開始飲用。

重大計畫，等二月再付諸行動

迎接新的一年時，相信不少人都會設定新的年度目標，或想挑戰新事物。年初是個會讓人渴望大幅改變，希望今年能煥然一新的時期。

然而若考慮到季節會對人們身心狀態的影響，一月其實並不太適合開始新的活動。**會讓心理層面發生大幅變化的「動態」活動或巨大的改變，等到春天**（二月後）**後再進行會更順利。**

像換工作或搬家等重要的異動，本來就應該在綜合考量自己的健康狀態和機運後再做決定。如果各位**在一月突然冒出想做重大決定的念頭，請先冷靜下來仔細考慮**，不要因一時衝動而貿然行事。

保持沉著冷靜的態度，是冬天思考事情時的關鍵。試著思索是否有其他可能的處理選項，充分地深思熟慮，等待靈光乍現的時刻。一月份在面對重要決策時，最好讓自己保有至少一個月冷靜的緩衝期，等到進入春天（二月）後再採取行動。

在新年伊始的一月，可以繼續做之前已在進行的事情，或從事在心理層面上屬於「平靜安寧」的活動，不要受到情緒波動的干擾，以此為立春後要做的事情做好準備。

有些人可能會覺得，任何事都應該從元旦這一天開始做才有意義，但我認為這樣的想法或許可以更有彈性些。

舉例來說，我們可以在過年時為自己立下今年想達成的十個目標，接著再按順序逐個嘗試。也可以按優先等級，並將其分為「新年組」和「立春組」，也是不錯的做法。

對身心都有益的新年目標

- □每天寫日記
- □提早30分鐘起床
- □不搭公車，改為走路上班
- □養成定期做自己感興趣的事情的習慣，不要偷懶
- □每天吃一道自己親手做的料理（越早開始改善飲食習慣越好）
- □重視家人和朋友
- □減肥，控制體重

此外，還可以設定在經過一整年努力，並能夠在今年看到成果的目標（但激烈的活動或全新事物的嘗試，還是應該在立春之後再開始進行）。

最好等立春之後再執行的目標

- □開始做新的運動（包括加入健身房）
- □跳槽換工作（如果想在立春後換工作，從一月起就可以先行準備了）
- □開始培養新的興趣
- □搬家
- □認識新朋友，擴大人脈
- □開始每天花一小時，學習新的事物
- □自行創業或開始兼職

相信各位閱讀至此，都已經能夠理解季節、氣候及日照時間，會如何影響自己的身心狀態了吧。

會受到外在環境影響的並非只有你一人，我們每個人普遍都會受到氣候以及節氣變化的影響。

這些自然法則也會影響我們的「潛意識」層面，而這也是為何有時我們會突然感到身體不適或情緒低落的原因。

在了解季節與身體間的關係後，可以幫助我們有意識地配合每個季節調整自己的身體狀態，及制定適合的計畫。如此，不僅可以讓一整年過得更加順遂，還能讓自己的能量發揮最大的功效。

如果從一月開始就能妥善安排自己的計畫，那麼在接下來的一整年，身體跟心理肯定都會處在很好的狀態，生活將更有規律，每天的心情都十分愉悅。

當然，我並非希望各位把大量的精力花在制定計畫上，而是希望大家能在理解季節和自身狀態的情況下，再決定每天要做的事情。

只要能將這種思考方式作為行事準則，就算朝向身體和心靈的健康邁出一大步囉！

制定對身、心都不會造成負擔的計畫

從新年開始執行的目標

從春天（2月以後）開始執行的目標

1月 第1週 活動

從事雪上運動，暖身要比平常多三倍時間

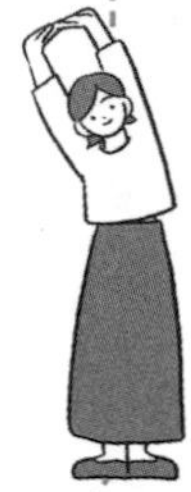

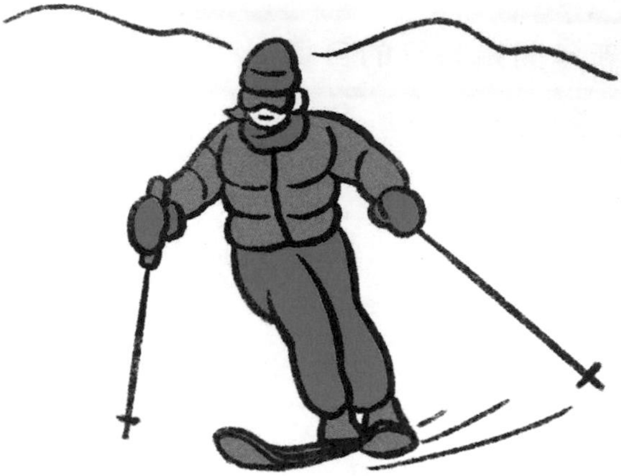

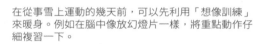

在從事雪上運動的幾天前，可以先利用「想像訓練」來暖身。例如在腦中像放幻燈片一樣，將重點動作仔細複習一下。

有些人可能會利用年假期間從事雪上運動。但即使是平常有運動習慣的人，為了預防運動傷害，還是得花**較平常多三倍的時間**，好好做一下伸展操和暖身運動。

在這個時期，**人體能量是匯聚於小腿一帶**。做伸展操時，可以依腳踝、膝蓋、髖關節的順序往上做，並同時想像，能量正從身體下方往上移動（第210頁）。

下半身的血管，只有位於鼠蹊部的一條動脈和一條靜脈，和腿部的寬度相比，數量相對較少。因此，我們更需要多花點時間進行暖身運動。

為了應付一月時天寒地凍的氣候，還要準備好禦寒的裝備。仔細確認針織帽、暖暖包、保暖頸套、保暖褲襪及手套等，是否真能有效讓自己免於受寒。

舉例來說，如果手套太小，會讓手腕暴露在外，若手腕因此受寒，可能會使身體的健康狀況變差。

1月
第1週
休息

利用「夢活」調整身心

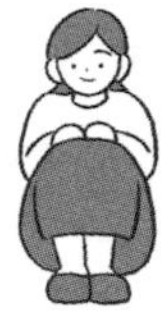

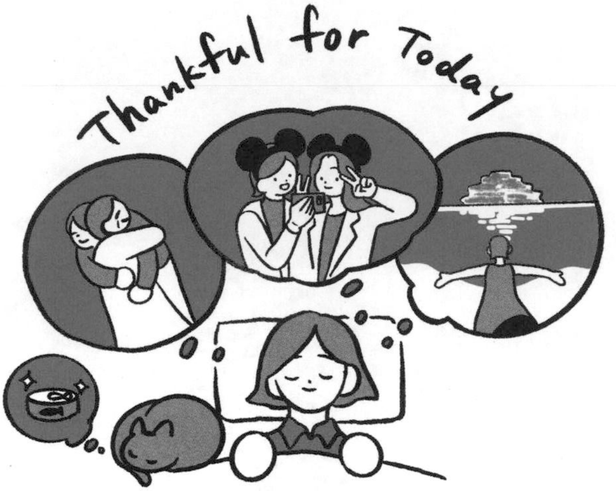

把白天想到讓你感到「幸福與平靜的事情」記下來。

- 童年和家人的溫馨回憶
- 愉快的旅行或活動
- 年輕時的成就
- 家人或朋友的笑容、睡臉
- 與家中的寵物狗狗或貓咪玩樂的情景
- 從海洋或山脈等大自然中獲得的寧靜感

在需要盡量延長睡眠時間的冬季，我們可以**善用夢境改善睡眠品質**。

在半夢半醒的寤寐狀態，如果可以回想一些能讓自己感到平靜的事情入眠，就會本能地做好夢，睡好覺。

舉例來說，**抱著感恩的心情入睡**就是很不錯的方法。感恩的心有助於腦波平靜，引領我們進入舒適的睡眠狀態。讓我們在睡前想想同事、家人和朋友的面容，然後在心中對他們說：「〇〇，今天辛苦囉，明天也請多多關照。」

睡前若能這麼做，不僅能幫助自己安然入睡，還可以和身邊的人建立正向的溝通。良好的睡眠品質有助於調整心理狀態，對身體健康而言，只有百利而無一害。

話雖如此，各位**要注意別矯枉過正，在睡前「想太多」喔**。只需在腦海中快速想像一下對方的笑臉即可。要是勉強自己去感謝某個人，反而可能會不自覺地想到對方令人討厭之處。

泡溫泉吸收蘊藏於大地的能量

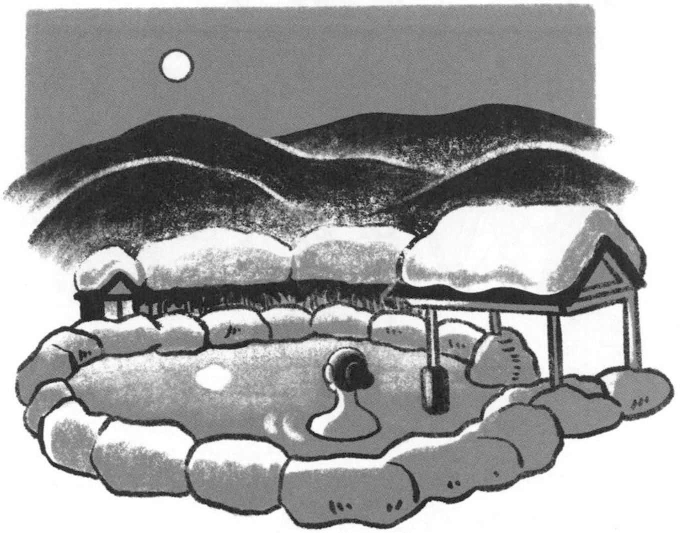

由於溫泉水量有限，因此一些小型的溫泉也是不錯的選擇。
自然湧出的溫泉，比經由人工挖掘和抽取的溫泉更好。

溫泉是從大地湧出的能量。正如日語中「湯治[4]」的意思，一年四季無論何時，泡溫泉都對人體的健康有益。

冬天泡溫泉時，許多人喜歡選擇可以一邊欣賞雪景，一邊泡湯的露天「雪見溫泉」。但我也推薦在室內泡溫泉，可以邊賞雪景邊享受溫暖。

根據不同效能挑選要泡的溫泉，是另一種享受泡湯樂趣的方法。許多著名的溫泉都是「單純泉」，這種溫泉沒有特殊的氣味，觸感滑順，泡完後肌膚會有滑嫩感。「碳酸泉」的溫度較低，可以長時間浸泡，對心臟保健有益。「硫磺泉」具有獨特的顏色和味道，可以改善末梢神經障礙。

不論是哪種類型的溫泉，對改善失眠及自律神經失調都有效果，而且**水質越新鮮越好**。因為溫泉從湧出地面後就開始氧化，顏色和味道也會改變，因此剛湧出的溫泉擁有最好的水質與療效。

4 譯註：在溫泉地長期間（至少一週以上）停留，對特定疾病進行溫泉療養的行為，即泡湯治病。

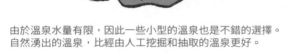

生理期要婉拒出遊的邀約

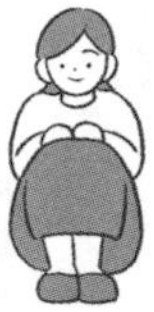

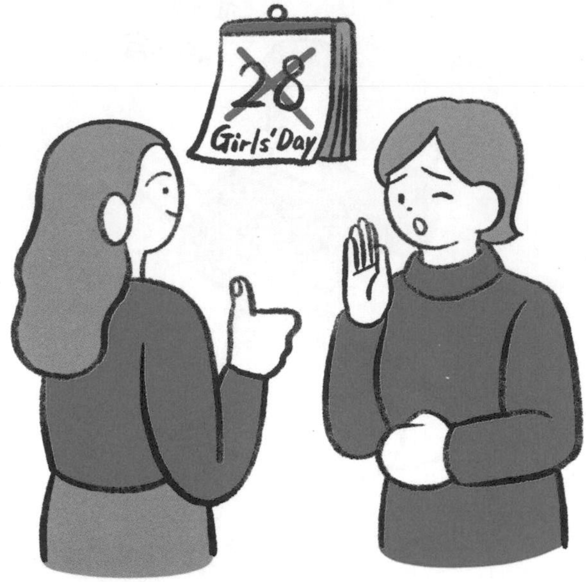

事關工作的公事可能難以調整日程，但對於玩樂活動，就要試著重新安排計畫。
要知道，為了自己的健康，休息是很重要的。

相信有不少女性就算遇到生理痛，還是會正常上班或出遊，並且吃止痛藥緩解不適。即使沒有生理痛的女性，在生理期時，還是可能會覺得身體沉重，或影響工作表現。

其實只要生理期覺得身體不適，就應該盡量好好休息。**透過吃止痛藥強迫自己繼續活動，可能會導致不孕，或讓更年期症狀惡化。**

只要解決女性荷爾蒙失調或分泌不足的問題，就能平順度過生理期。建議在月經來時，飲用由大豆製成的大豆蛋白飲品。馬上就要到春分了，春分時會用到的炒大豆不但具有優質的蛋白質，熱量也很低，不論對女性或男性，都是最佳的零食（第227、228頁）。

順帶一提，嚴寒的天候對女性運動員來說，真的是很嚴峻的挑戰。若過於勉強自己，可能會導致無法排卵，或因荷爾蒙失調而罹患憂鬱症，甚至可能因此斷送職業生涯或體育人生。

坐姿慢跑也能提升心肺功能

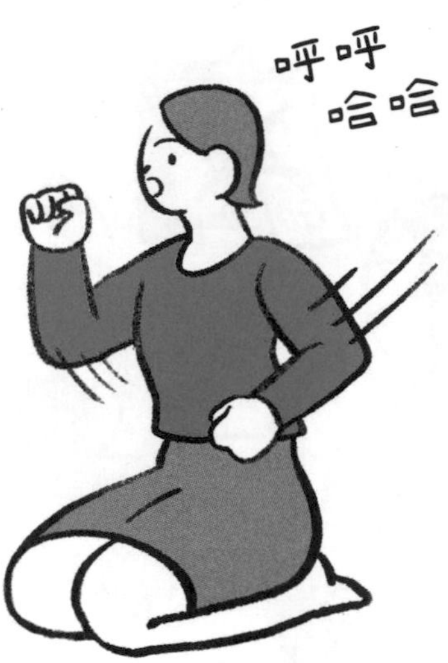

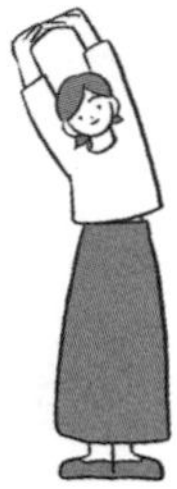

身體保持平衡，肩膀放鬆，輕輕夾緊腋下。一邊有節奏地擺動左右手臂，一邊以吐氣兩次、吸氣兩次的方式調整呼吸。
「坐姿慢跑」的動作要從肩胛骨開始做起。

做「坐姿慢跑」時，先以3至5分鐘為目標，在習慣之後，延長到30分鐘也ＯＫ。
當然，若是感到疲累時，只做1分鐘也行。量力而為即可。

「今天本來想出去運動，但外頭實在太冷了，結果沒出門。」「雖然有到外頭稍微運動一下，可是身體動不太起來，也沒流多少汗。」「每天都坐著工作，真想放鬆僵硬的肩膀」。

遇到上述情形時，建議大家不妨來試試「坐姿慢跑」。這是以坐在椅子上的姿勢，**執行只動到上半身的跑步動作**。即使是坐著，由於肩胛骨和骨盆及髖關節的動作也會連動，因此可以提高心肺功能，**促進全身血液循環**。

儘管坐著跑比不上實際跑步的運動效果，但讓身體動起來，總比什麼都沒做強得多。雖說是慢跑，但姿勢並不是無氧運動的短距離衝刺，而是**有氧運動的快跑**。

當然，如果你的狀態還不錯，**也可以把短距離衝刺和快跑的動作相互結合**。做短距離衝刺的動作時，請先深吸一口氣，然後屏住呼吸，做「擺動十次手臂的無氧跑步」動作。接著在切換至快跑的姿勢後，恢復到規律的呼吸。

壓力大，就閱讀吧！

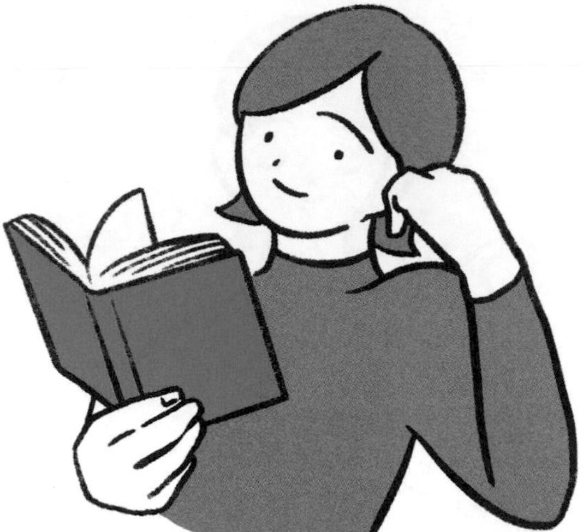

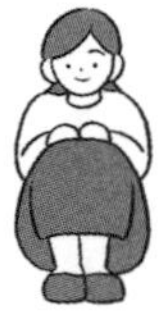

旅行文學、小說、與個人興趣嗜好有關的書籍、繪本、漫畫、非小說（例如運動類的書）……，這個世界上充滿各種琳瑯滿目的書籍。
透過閱讀，讓我們即使待在家裡，也能拓展視野，沉浸在新世界中。

在新年才剛開始的一月，我們有充裕的時間，**藉由書本的力量來趟紙上旅行**。書本可以讓人們自由地在想像的世界裡旅行，獲得新的經驗或體驗。不需要花錢，就可以瞬間移動或穿越到不同的世界。在閱讀中，能開拓我們的視野與心胸，消除日常生活中積累的疲勞。

希望大家都能隨心所欲地閱讀喜歡的書籍。雖然我經常在網路書店買書，但想要接觸新領域的書籍時，還是會去逛實體書店。在快速瀏覽書架後，選購幾本自己感興趣的書籍帶回家。

除了「閱讀」之外，也有很多有趣的書籍可以採用「觀賞」的方式。推薦各位可以到繪本專賣書店、主題型書店，或是美術館以及博物館的商品販售處。這些地方多半由策展人精心布置，提供獨特的商品陳列，也許你在那裡還會有新的發現和體驗喔！

讓我們一起與好書相遇，享受閑靜的閱讀時光吧！

健康之道在於粗茶淡飯

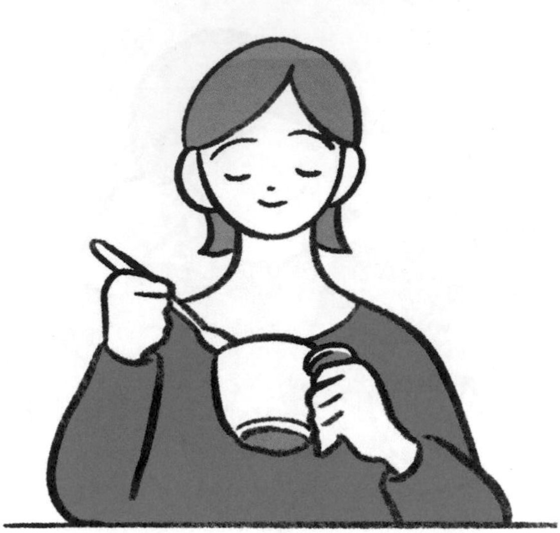

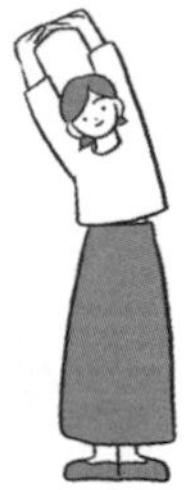

在第124頁介紹的「5：3：2」飲食法，也是能讓內臟休息的有效方法。
有腸胃問題或胸口和背部感到不適的人，不妨嘗試看看。
它有助於你一整天都精力充沛，也能改善臟腑狀況，讓身體處在穩定狀態。

到了「大寒（一月二十日至二月三日左右）」時，人體的臟腑也正處在疲憊狀態。儘管我在前文中提到，冬天適度吃肉，能禦寒並增強體力。**但過度的高蛋白飲食會對肝臟、腎臟和大腦造成很大的負擔**。如果不改變飲食習慣，到了春天，就會出現腸胃不適，以及背部和胸口疼痛的現象。

在大寒的這兩個星期，食用蔬菜湯、七草粥這類菜粥或蔬菜火鍋，可以調整脾胃。我特別推薦**以「溫野菜」**[5]**為主的**「粗食」。午餐時選擇蕎麥麵這類對身體負擔較小的食物，能讓自己在午後依舊活力十足。

有些人在用餐完後，會突然覺得極度想睡，這可能和糖尿病這類潛在疾病有關。**至於沒有糖尿病或相關疾病，但在用完餐還是想睡的人，則可能反映自身臟腑疲勞或虛弱的狀態**。如果吃太飽，人體就會耗費能量進行消化與吸收，也會對臟腑造成額外的負擔。

5 譯註：日語中的「溫野菜」指的是經過蒸、煮等步驟，加熱過的蔬菜。

用艾灸禦寒，調節女性荷爾蒙

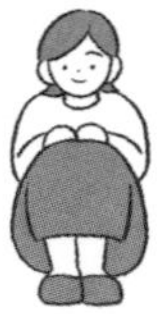

能抵禦寒冷的穴位

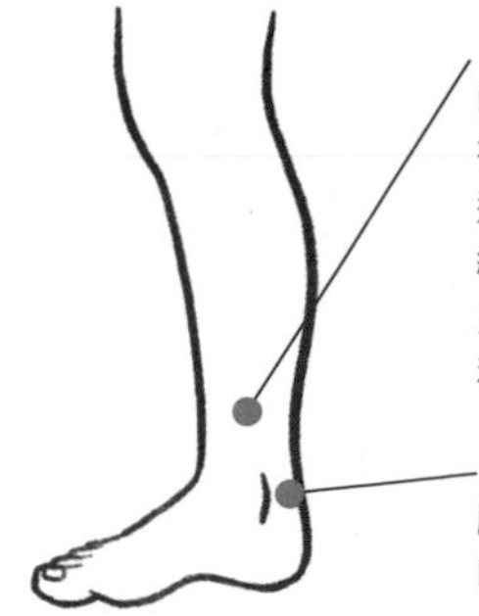

【三陰交穴】
內側腳踝往上 3 寸（四指寬）處。
在此穴上放個艾灸，能對「肝」「脾」「腎」這三個對女性極為重要的經絡（穴位就位於經絡循行的路線上）產生影響。
只要三陰交暖和了，身體就不怕冷，還可以緩和頭痛等頭部問題。

【太溪穴】
腳踝外側凸起骨頭，與跟腱（阿基里斯腱）之間的凹陷處（第 181 頁）。按壓這個穴位可以補充生命能量。

【關元穴】
肚臍往下 3 寸（四指寬）處。當疲勞時，就會沒有力量，失去彈性地凹陷下去。變冷就是最糟的狀態。

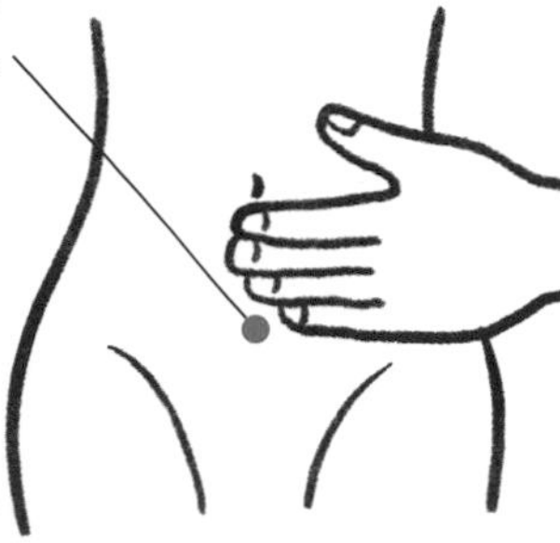

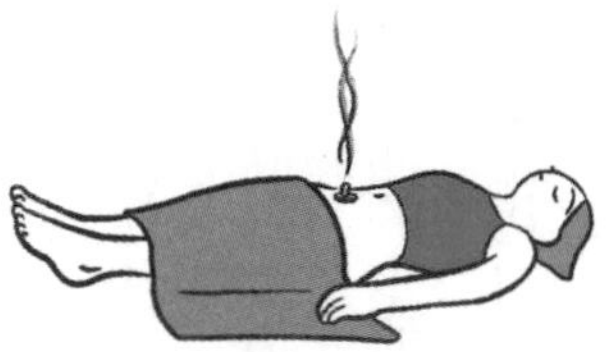

簡易的自助式艾灸可以讓身體變溫暖。

這個星期讓我們來嘗試一下**自助式「艾灸」吧。艾灸是一種溫和又有效果的治療行為**，可以每天進行。

一個人艾灸時，使用「台座灸」最安全。因為台座灸是把艾灸置於一塊有洞的厚紙片上，所以使用時艾灸不會直接與皮膚接觸。

台座灸的使用方法是，先在艾灸上點火，然後將其貼在想要艾灸的穴位上。你會先感到暖意，然後是熱感。如果過程中覺得熱到受不了，就算艾灸還沒燒完，也要立刻移開。

如果艾灸碰到水，會產生比預期更高的溫度，所以**在剛流過汗或洗完澡後，建議不要做艾灸**。

接下來介紹幾個能夠禦寒的穴位。要是這幾個穴位受寒，會對女性荷爾蒙造成不良的影響。

「三陰交穴」能促進女性荷爾蒙的分泌。**「太溪穴」**對消除因寒冷而引起的水腫有很好的效果。**「關元穴」**是位於下腹部的穴位，如果下腹部受寒，會導致生殖系統等女性功能下降，此時可用艾灸溫暖該穴位。

結語

我相信會拿起本書來閱讀的人，目前身上或多或少都有些不適的症狀吧。

事實上，人類基於生存本能，會刻意忽視輕微的慢性身體不適，哪怕身上出現劇烈的疼痛，只要疼痛感一消失，也可能立刻被遺忘。這是一種在無意識中，讓我們不會被疼痛分散注意力，以至於影響到日常生活的本能。

那些已經完全習慣身體有不適症狀的人，很可能早已忘記自己在「健康」狀態是什麼樣子了。對每個人來說，**記得自己「身體很好的狀態」、每天都要保養身體，別讓疲勞累積以及維持身體健康，是相當重要的事情**。

現實生活中，鮮少有人能完全遵循漢方醫學的理論來過生活。就連我自己在寫作本書時，也經常忙到三更半夜。因為一天就只有二十四小時，而我除了針灸治療院的工作外，還得照顧小孩、操持家務及寫些和自己興趣有關的文章，所以能「犧牲」的就只剩下睡眠時間了。當然我也知道過於勉強自己，健康會出問題。

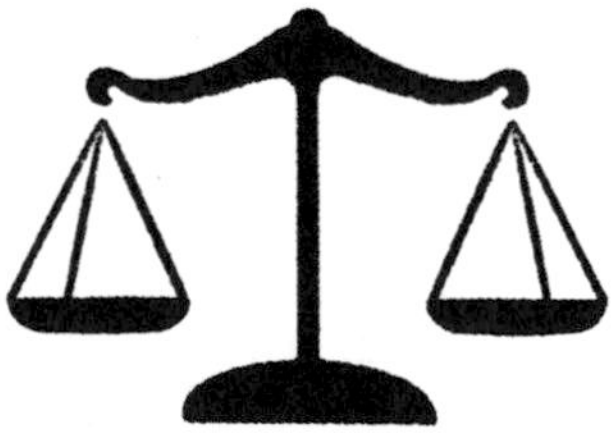

本書中介紹的，是我希望再怎麼忙碌的人，也能實踐的生活習慣。因為書中是每週各介紹一種「活動」和「休息」的習慣，所以即使你在某一週實在無法抽出時間關心自己的身體狀況，還是可以從下一週起，再重新開始實踐對身體有益的習慣。

我認為實踐以「週」為單位的生活習慣，有以下三點好處。

- **如果無法每天執行，一週做一次也ＯＫ。**
- **只要堅持一個星期，就能養成習慣。**
- **短短七天，就可以實際體驗到成效。**

相信本書的內容，能夠成為幫助大家找到適合自己生活方式的「活動」及「休息」習慣。書中若有你喜歡的習慣，今後請繼續執行下去，有些習慣一整年都可以做，不受季節的限制。

另外，為了能讓生活忙碌或缺乏動力的人，也會想嘗試「活動」習慣中所提到的伸展操或運動，在設計上我可是花了不少心思喔！

我曾因為脖子受傷，才因緣際會接觸到漢方醫學和針灸。在脖子受傷後，因為我得和頸椎的毛病相伴一生，所以只能做些對身體負擔較少的運動。

但也因為如此，讓我更想知道有哪些簡單又有效的運動，是我這種身體狀態的人也可以做的。思來想去後，還真想出不少無論是坐著還是躺著都可以做的運動。

可能有些讀者會覺得，我介紹的「活動」，在運動量和執行方法上不算太多。其實從漢方醫學的觀點來看，本書中的「活動」雖然看似簡單，但執行後卻能得到不錯的效果。覺得意猶未盡的讀者，可以把當週以及前、後週的活動合起來一起做。

另外或許有讀者會認為「妳介紹的運動我早就都知道了」，**然而就算我所介紹的運動和各位所知道的源於同一種 Know-How，但只要在不同的季節或時間點執行，就會獲得新的效果**。

有時只是對已經做過的運動在理論和方法上稍微做點改變，就能在執行時讓身體更加輕鬆，請大家務必嘗試看看。

我曾在某一天，把我在本書中介紹過的運動和伸展操全部做過一遍。結果隔天，沒想到竟然在短短兩個小時內進行了五次排便，不僅把體內的宿便都清乾淨，達到排毒的效果，還讓體態輕盈不少。雖然如果要把本書中的運動和伸展操全部做一遍，得花兩個多鐘頭的時間，但因為過程中會刺激到身體的穴位、經絡和筋經，所以只是一天就讓我感受到效果，真的是很有效率啊。

「按壓穴位」能夠有效提高運動所帶來的效果。本書除了「活動」外，在「休息」的習慣中也介紹不少對健康有益的穴位。按壓時，是否按到正確的位置很重要，**如果各位覺得自己在按壓穴位後效果並不明顯，請參考本書的插圖，對穴位的位置再做一次確認**。

在本書中，我還談到有關近幾年常見的異常氣候，及其對人體帶來的影響。全球暖化造成海洋溫度上升，更容易形成溫帶氣旋，有時還會出現梅雨前線轉變為颱風規模的低氣壓。颱風越來越容易在日本的周邊形成，並且威力往往不容小覷。

氣候的變化毫無疑問會對我們的身心造成影響。我在前面的內容中，曾介紹過何謂「氣象病・氣象痛」。期望本書能幫助大家採取更好的方式，應付每年都在不斷惡化的氣候問題。

漢方醫學是傳承了數千年的智慧寶庫。現代人都應該溫故知新，活用先人們所積累的智慧和經驗來過生活。對於想要改變自己或改善身體狀態的人來說，相信本書的內容一定會對你有幫助。

CS00185

52週身體修復練習：以黃金比例打造動靜平衡的漢方健康計畫

作　者—鈴木知世
譯　者—林巍翰
主　編—郭香君
責任企劃—張瑋之
特約編輯—汪春沂
封面內頁設計—比比司設計工作室
內頁排版—新鑫電腦排版工作室

總編輯—胡金倫
董事長—趙政岷
出版者—時報文化出版企業股份有限公司
108019台北市和平西路三段二四〇號七樓
發行專線—（〇二）二三〇六—六八四二
讀者服務專線—〇八〇〇—二三一—七〇五
（〇二）二三〇四—七一〇三
讀者服務傳真—（〇二）二三〇四—六八五八
郵撥—一九三四四七二四時報文化出版公司
信箱—10899臺北華江橋郵局第九九信箱

時報悅讀網—http://www.readingtimes.com.tw
綠活線臉書—https://www.facebook.com/readingtimesgreenlife
法律顧問—理律法律事務所　陳長文律師、李念祖律師
印　刷—紘億印刷有限公司
初版一刷—二〇二三年十二月一日
定　價—新臺幣四五〇元

時報文化出版公司成立於一九七五年，
並於一九九九年股票上櫃公開發行，於二〇〇八年脫離中時集團非屬旺中，
以「尊重智慧與創意的文化事業」為信念。

52週身體修復練習：以黃金比例打造動靜平衡的漢方健康計畫 / 鈴木知世 作；林巍翰 譯 .-- 初版 .-- 臺北市：時報文化出版企業股份有限公司，2023.12
面；　公分 .

譯自：1週間に1つずつ。いつも調子がいい人の体を動かす習慣休める習慣

ISBN 978-626-374-550-6（平裝）

1. CST: 中醫　2. CST: 養生　3. CST: 健康法

413.21　　112018083

1 週間に 1 つずつ。いつも調子がいい人の 体を動かす習慣 休める習慣
1 SYUKAN NI 1 TSU ZUTSU.ITUMO CHOUSHI GA I HITO NO KARADA WO UGOKASU SYUKAN YASUMERU SYUKAN

Original Japanese edition published by Discover 21, Inc., Tokyo, Japan
Complex Chinese edition published by arrangement with Discover 21, Inc.

ISBN 978-626-374-550-6
Printed in Taiwan